AF318133

CONTRIBUTION A L'ÉTUDE

D'UNE VARIÉTÉ DE

RÉTRÉCISSEMENTS DU RECTUM

RÉTRÉCISSEMENTS PARTIELS SOUS-MUQUEUX

PAR

Albert GARSAUX,

Docteur en médecine de la Faculté de Paris,
Interne en médecine et en chirurgie des hôpitaux de Paris,
Interne de l'hôpital Saint-Louis,
Membre correspondant de la Société anatomique.

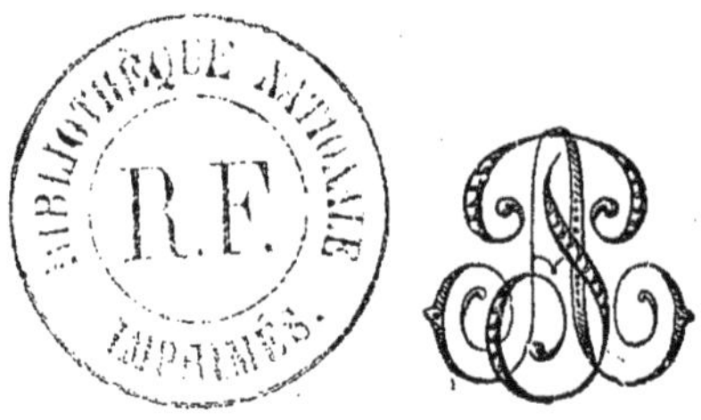
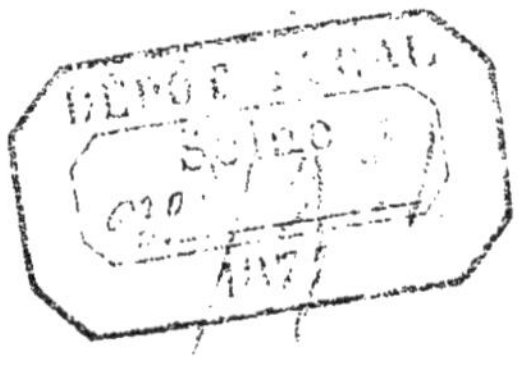

PARIS

A. PARENT, IMPRIMEUR DE LA FACULTÉ DE MÉDECINE

RUE MONSIEUR-LE-PRINCE, 29-31

1877

Garsaux

M. LE PROFESSEUR VERNEUIL

Membre de l'Académie de médecine,
Professeur de clinique chirurgicale à l'hôpital de la Pitié,
Chevalier de la Légion d'honneur.

CONTRIBUTION A L'ÉTUDE

D'UNE

VARIÉTÉ DE RÉTRÉCISSEMENTS

DU RECTUM

(RÉTRÉCISSEMENTS PARTIELS SOUS-MUQUEUX)

INTRODUCTION

J'ai l'intention, en prenant comme sujet de thèse l'étude des rétrécissements du rectum, d'étudier une variété de rétrécissements passée presque sous silence, sur laquelle l'attention des chirurgiens ne me paraît pas avoir été attirée d'une manière spéciale, et dont l'étiologie en fait une espèce assez nettement définie; je veux parler des retrécissements partiels.

Au commencement de l'année 1873, j'ai eu l'occasion d'en observer un cas; en 1876, pendant mon internat à l'hôpital Lariboisière, dans le service de notre savant maître M. Tillaux, d'autres faits se présentèrent à mon observation. Ce qui me frappa particulièrement, c'est la fréquence, la gravité des fistules qui les accompagnent et surtout leur guérison spontanée après l'incision du rétrécissement.

Cette affection est difficile à reconnaître dès le principe, soit parceque les malades ne se prêtent pas facilement aux investigations, soit parce que les trajets fistuleux attirent seuls l'attention du médecin, soit surtout parce que l'exploration de ce conduit est difficile et doit être faite avec certaines précautions que nous aurons soin d'indiquer.

L'espoir d'être utile et de mettre en garde le praticien contre cette affection qui ne peut être méconnue qu'au détriment des malades, telle est la seule préoccupation qui m'a guidé dans ce travail.

Je ne fais qu'exposer des faits, ce que j'ai observé pendant mon internat à l'hôpital Lariboisière. Mes observations sont peu nombreuses; aussi je me garderai bien d'être trop affirmatif.

Guidé dans ce travail par les savantes leçons de mon cher maître M. Tillaux, je le prie de vouloir bien agréer mes sentiments de profonde reconnaissance.

Après avoir donné quelques considérations anatomiques sur la dernière partie du tube digestif, je diviserai mon travail en quatre parties :

Dans la première partie, je tracerai *l'historique* ;

Dans la deuxième partie, je ferai *l'anatomie pathologique* et *l'étiologie*.

Dans la troisième partie, la *symptomatologie* et le *diagnostic*.

La quatrième comprendra le *pronostic* et le *traitement*.

Ce dernier chapitre sera suivi d'un recueil d'observations qui font la base de notre sujet.

CONSIDÉRATIONS ANATOMIQUES.

Le rectum, dernière portion du tube intestinal, commence au devant de l'articulation sacro-iliaque gauche et se termine à l'anus ; rendu mobile à sa partie supérieure par le mésorectum, il est assujetti à son extrémité anale par l'aponévrose pelvienne supérieure et le releveur de l'anus. Sa direction, loin d'être rectiligne, est au contraire flexueuse ; il présente deux courbures latérales et deux antéro-postérieures seules importantes à connaître : la première, à concavité antérieure, suit la courbure du sacrum ; la deuxième, à concavité postérieure, répond au sommet de la prostate. La longueur du rectum a été diversement interprétée. M. Richet, dans son Traité d'anatomie médico-chirurgicale, lui assigne une longueur totale de 26 centimètres, et M. Tillaux, dans son Traité d'anatomie topographique, lui donne une longueur qui varie de 20 à 25 centimètres. M. Sappey s'éloigne notablement de ces chiffres et lui attribue 20 à 22 centimètres. Si nous prenons la moyenne, nous arrivons à une longueur totale de 24 centimètres et quart. Le calibre du rectum varie suivant la hauteur à laquelle on le considère : au-dessus de la portion sphinctérienne, il se renfle en ampoule qui peut acquérir dans certains cas pathologiques des dimensions considérables. M. Sappey a trouvé une fois 34 centimètres de circonférence. Considéré dans ses rapports avec le péritoine, on lui décrit deux portions, l'une sus-péritonéale, l'autre sous-péritonéale ; mais au

point de vue opératoire, on admet généralement la division
de Samson en trois portions : la première, ou sus-am-
pullaire, est remarquable par son pédicule péritonéal et
sa mobilité ; c'est à sa jonction avec l'S iliaque qu'Obeirn
plaçait son sphincter supérieur nécessaire pour expliquer
son ingénieuse théorie sur la défécation ; la deuxième, ou
ampullaire, présente en avant des rapports différents
chez l'homme et chez la femme. C'est sur cette partie, au
niveau de la base de la prostate, à 7 ou 8 centimètres de
l'anus, que Nélaton a signalé son faisceau de renforce-
ment. Ce faisceau, décoré du nom de sphincter moyen,
n'occupe en général qu'une partie de la circonférence et
n'est pas constant. Lorsqu'il existe, sa hauteur ne dépasse
pas un centimètre. Il sembe résulter du tassement des
fibres circulaires de l'intestin. On lui a fait jouer un grand
rôle dans ces derniers temps dans la production des rétrécissements et en particulier des rétrécissements syphilitiques. La troisième portion présente une longueur de
2 à 3 centimètres chez l'homme et de 2 au plus chez la
femme ; dirigée en bas et en arrière, elle est embrassée
par les deux sphincters, ce qui lui a fait donner le nom
de sphinctérienne. Elle forme une sorte de filière que le
doigt ne franchit qu'avec une certaine difficulté. Sa limite
supérieure est marquée, en arrière surtout, par un rebord
saillant formé par le sphincter interne, qui mesure quelquefois de 3 à 7 millimètres d'épaisseur. La muqueuse
rectale présente quelquefois au niveau du sphincter
moyen de Nélaton des replis falciformes, qui ont été décrits par Houston du nom impropre de valvules ; mais
ces replis, s'effaçant par la distension, ne s'opposent
pas au cours des matières fécales. Au niveau du bord inférieur du sphincter interne, elle présente des replis cur-
vilignes, signalés par Glisson et décrits par Morgagni.

Ces détails anatomiques, dans lesquels je suis entré, me semblent nécessaires pour bien comprendre le siége des rétrécissements.

CHAPITRE PREMIER

Historique

Il n'est peut-être pas de sujet dans la science qui ait donné lieu à plus de dissertations et soulevé plus de discussions que la question des retrécissements du rectum.

Malgré les progrès accomplis, progrès dus particulièrement, je m'empresse de le reconnaître, à l'anatomie pathologique, il y a encore des points très-controversés aujourd'hui.

Cette divergence d'opinions tient à ce que souvent le clinicien ne peut rapporter la lésion à sa véritable cause ou se trouve attiré, comme je le disais au début de ce travail, par une complication qui lui fait oublier l'affection première.

Les travaux abondent sur ce sujet et il y aurait peutêtre quelque témérité à revenir sur un sujet déjà longuement traité, si je ne m'étais proposé d'envisager une forme particulière de rétrécissement. Voyons donc ce que nous apprennent les traités.

Dionis, dans son cours d'opérations chirurgicales, 1792, parle de fongus malins enracinés dans le rectum. Duchadoz, dans sa thèse inaugurale soutenue à Montpellier 1771, signale plusieurs cas de rétrécissements inflammatoires du rectum et se montre peu disposé à admettre la syphilis.

Bien avant lui déjà, les médecins du dix-septième siècle

connaissaient cette affection ; mais ils rangeaient dans la même classe toutes les affections du rectum, telles que cancer, squirrhes, hémorrhoïdes, fongus, etc. Morgagni, dans sa 32e Lettre, tome V, fait jouer un grand rôle à la syphilis dans la production des rétrécissements du rectum :

« J'y mêlais, dit-il, en parlant du traitement, presque toujours les antivénériens, parce que je remarquais que le plus souvent la vérole précède les affections de cette espèce. »

Tulpius rapporte un cas très-remarquable de rétrécissement produit par la compression que deux énormes calculs de la vessie exerçaient sur le rectum.

Desault, daus ses *Œuvres chirurgicales*, tome II, est le premier qui ait donné une description détaillée des rétrécissements du rectum. Il fait jouer un grand rôle à la syphilis. Cependant cette cause n'est pas seule en jeu, car plus loin il ajoute que les opérations chirurgicales en sont une cause assez fréquente.

En 1834, Costallat, dans son *Mémoire sur la dilatation du rectum* décrit d'une manière très-sommaire cette affection et traite le rétrécissement sans en rechercher la cause. La même année, parut le mémoire de Rognetta dans le *Bulletin général de thérapeutique*, tome VI, 9e livre. La cause presque exclusive du rétrécissement est la pédérastie : « On conçoit, en effet, dit-il, qu'il suffit de cette seule cohabitation contre nature pour produire, même dans l'état sain des individus, des rectites chroniques et des épaississements locaux de la muqueuse. Cette honteuse habitude explique jusqu'à un certain point pourquoi les rétrécissements du rectum existent ordinairement à la hauteur de 3 à 4 pouces environ de l'anus. » Il rejette le traitement antisyphilitique parce que le mercure produit constamment une action irritante sur le gros intestin. Cette explication relative au siége des rétrécissements du rectum est purement hypothétique; aussi tombe-t-elle devant les faits sans qu'il soit nécessaire de la réfuter.

En 1835, nous arrivons au *Traité des rétrécissements du canal de l'urèthre et de l'intestin rectum* de Tanchou. Il tombe dans un excès contraire et regarde l'inflammation comme agent principal. Néanmoins, il me paraît avoir raison quand il dit : « Non-seulement on n'a point observé que les rétrécissements fussent plus fréquents chez les personnes qui ont eu des symptômes vénériens, même au pourtour de l'anus, que chez les autres; mais encore rien ne prouve que les antisyphilitiques aient été plus efficaces dans le traitement de cette maladie que les autres agents thérapeutiques dirigés contre elle. » Richerand, dans sa *Nosographie chirurgicale*, tome III, revient aux idées de Morgagni, de Desault, et regarde le rétrécissement comme de nature syphilitique : aussi prescrit-il les antivénériens. Amussat, dans son Mémoire sur les obstructions du rectum (*Gazette médicale de Paris*, 1839), après avoir fait quelques remarques sur l'anatomie de la région et démontré la nécessité de pratiquer le toucher rectal, englobe dans une même description tous les rétrécissements sans en rechercher la cause. Quelque temps après, parut dans le même journal (tome VII, n° 10, page 145) le Mémoire de A. Bérard et Maslieurat-Lagémard.

Observateurs consciencieux, ils en ont donné une excellente description, bien qu'ils n'aient pas établi de distinction entre les rétrécissements inflammatoires et cancéreux. La syphilis est encore ici la principale cause. Sur 43 cas de rétrécissements, ils signalent 4 cas de rétrécissements en croissant, et, en parlant des rétrécissements syphilitiques, ils disent : « Il faut ranger dans la même catégorie une bonne partie de ceux qui présentent cette disposition valvulaire. » Plus loin, ils ajoutent : « Les brides ou cloisons que nous avons signalées sont le plus souvent de nature vénérienne. » En citant textuellement les paroles de A. Bérard et Maslieurat Lagémart, j'ai voulu faire voir que, les premiers, ils avaient attiré l'attention sur cette forme particulière de rétrécissement. Jusqu'ici, tous les auteurs se sont attachés particulièrement à la description du symptôme, invoquant le plus souvent la syphilis, bien que dans le cours de leurs descriptions nous trouvions des observations qui se rapportent manifestement à l'inflammation. Mais il en est des rétrécissements du rectum comme de toute affection : il suffit qu'un malade ait eu la syphilis pour que, dans toute affection ultérieure, dont nous ignorons l'origine, nous préconisions les antivénériens.

Espérons qu'un jour viendra où, la pathologie du rectum étant mieux connue, nous aurons recours à une sage thérapeutique.

Il faut arriver jusqu'à Laugier pour trouver une première division des coarctations du rectum, division simple, il est vrai, mais qui présente son importance. Le premier, il comprit la nécessité de séparer les rétrécissements cancéreux des rétrécissements inflammatoires dans lesquels il fait rentrer les rétrécissements syphilitiques.

A M. Gosselin revient le mérite d'avoir séparé complètement les rétrécissements syphilitiques des rétrécissements cancéreux et inflammatoires (*Archives générales de médecine*, tome IV, 1854; 5ᵉ série, page 667). « Cette affection, dit-il, n'est pas un accident constitutionnel; c'est une lésion de voisinage, développée au-dessus d'un chancre de l'anus. » Plus loin, il ajoute : « Dans la plupart des cas, sinon dans tous, les rétrécissements syphilitiques ne sont pas à plus de 5 ou 6 centimètres au-dessus de l'anus, et il y a là, à la jonction des portions sphinctérienne et ampullaire du conduit, un siége de prédilection comparable à celui de l'urèthre dans la portion membraneuse de ce conduit. » Quelques lignes plus loin, il continue : « Les rétrécissements qui ont une autre origine, ceux, par exemple, qui arrivent à la suite d'une inflammation spontanée ou par le fait d'une dégénérescence cancéreuse, peuvent occuper la même portion; mais le fait est à la rigueur rare. »

Ce tableau serait parfait si M. Gosselin n'avait attaché trop d'importance au siége. Pour lui, le voisinage de l'anus est un caractère presque pathognomonique ; mais si nous consultons la thèse de M. Perret (*Essai sur les rétrécissements du rectum dus à l'inflammation*. Thèse de Paris, 1855), sur 58 cas de rétrécissements inflammatoires, nous en trouvons 39 à 6 centimètres de l'anus, et, dans nos observations, le siége est toujours à la jonction des portions sphinctérienne et ampullaire.

Inspiré, sans doute, par le Mémoire de M. Gosselin, M. Després consigna quelque temps après, dans le même journal, un travail sur les rétrécissements du rectum. Loin de se ranger à l'opinion de M. Gosselin, il pense que les rétrécissements non traumatiques sont le plus souvent le résultat de chancres phagédéniques de l'anus et du rectum non soignés. Mieux qu'on ne l'avait fait jusqu'ici, M. Després a insisté sur les complications les plus fréquentes, c'est-à-dire les fistules anales et recto-vulvaires.

Dans une excellente dissertation soutenue à Paris en 1855, Perret (1), laissant de côté les rétrécissements con-

(1) Ouvrage cité.

génitaux et cancéreux, décrit les rétrécissements par altération des parois du rectum dus à l'inflammation et ceux
qui persistent quand l'inflammation a disparu.

L'étiologie, l'anatomie pathologique et les symptômes
se trouvent décrits d'une façon magistrale. Peut-être
n'a-t-il pas assez insisté sur les complications. Pour lui,
l'inflammation est le principe, l'essence, en quelque sorte,
de la maladie; la syphilis, la pédérastie, la dyssente-
rie, etc., ne sont que des causes occasionnelles.

Ce passage seul, où il parle des rétrécissements vénériens, suffira pour en convaincre le lecteur : « L'introduction souvent répétée d'un corps étranger a amené l'inflammation ; peut-être même cette inflammation a-t-elle été
de nature blennorrhagique ; puis un rétrécissement s'est
ormé sur un des points enflammés, et enfin, l'inflammation gagnant toujours, a envahi la muqueuse au-dessus.
Nous avons pris là, sur le fait, le mode suivant lequel
s'effectuent les rétrécissements du rectum, etc. » Aussi,
sommes-nous étonnés de le voir critiquer si amèrement le
travail de Tanchou (1), qui regarde l'inflammation comme
le point de départ de tous les rétrécissements.

Un des travaux les plus récents sur les rétrécissements
est la thèse de Sauri–Ricardo. Il décrit les rétrécissements
fibreux du rectum et, en particulier, ceux d'origine syphilitique. Son travail, trop écourté, ne présente rien de bien
remarquable.

A M. Tillaux revient le mérite d'avoir signalé le premier, je crois, cette variété de rétrécissement (*Traité
d'anatomie topographique*, fascicule 3, p. 138) et les
fistules extra-sphinctériennes qni les accompagnent. Mais

(1) Ouvrage cité.

comme j'expose ici les idées de mon cher maître, ie n'insisterai pas.

J'ai hâte d'en finir avec cet exposé critique, heureux si j'ai pu soutenir jusqu'ici l'attention du lecteur. Un dernier mot encore : Si j'ai tenu à donner tous ces détails sur l'historique de la question, c'est pour bien voir les phases qu'elle a traversées et surtout pour faire connaître la justification de mon travail.

CHAPITRE II

Etiologie et Anatomie Pathologique

a. — ÉTIOLOGIE.

Nous aurions désiré consacrer à ce chapitre la plus grande partie de notre travail; mais des circonstances particulières nous obligeant à terminer le plus rapidement possible, nous nous contenterons d'un exposé sommaire.

Pour plus de clarté, nous diviserons les causes selon le mode le plus généralement adopté en prédisposantes et déterminantes.

1. — Causes prédisposantes.

Sexe. — *Le sexe* paraît exercer une influence incontestable sur le développement de cette maladie : si nous consultons les auteurs, nous voyons en effet que cette affection est plus fréquente chez la femme que chez l'homme.

Sur un relevé de 10 cas à l'Hôtel-Dieu, Desault a trouvé la proportion de 1 à 9. La statistique de A. Bérard et Maslieurat-Lagémard (1) reposant sur un nombre plus considérable d'observations, nous donne le rapport suivant : 23 femmes et 20 hommes. Ces chiffres s'écartent sensiblement de ceux de Desault; mais ce dernier comprenait dans ses observations toutes les variétés de rétrécissements : sur six observations consignées dans son travail, Tanchou (2), rapporte 2 hommes et 4 femmes; Costallat, (3) 11 femmes et 4 hommes; M. Gosselin, dans son Mémoire, rapporte douze observations relatives aux femmes, mais il ne décrit que les rétrécissements dits syphilitiques; Perret, sur 69 cas réunis dans sa thèse, mentionne 22 hommes et 47 femmes; Sauri-Ricardo, 7 femmes et 1 homme. Je pourrais multipler indéfiniment le relevé des statistiques, et nous aurions toujours un nombre plus considérable, quoique variable, de femmes que d'hommes.

Voici ce que j'ai observé : sur six malades dont je rapporte plus loin l'observation, je trouve 5 hommes et une femme. D'où vient cette disproportion si considérable des deux sexes? A quoi tient ce contraste avec les différents relevés mentionnés plus haut? Si nous parcourons le mémoire de M. Després, nous voyons qu'il explique la plus grande fréquence du chancre phagédénique du rectum chez la femme par le contact du pus qui s'écoule du vagin à l'anus, et, de ce fait même, il conclut que les rétrécissements du rectum sont beaucoup plus nombreux chez l femme que chez l'homme. Cette explication, admissibl peut-être pour les rétrécissements syphilitiques, cesse d

(1) Ouvrage cité.
(2) Ouvrage cité.
(3) Ouvrage cité.

l'être quand il s'agit des rétrécissements que nous décrivons.

Parmi nos malades, en effet, les quatre premiers ont eu la dysentérie, le cinquième a eu une diarrhée chronique; quant au sixième, il nous a été impossible de rapporter son affection à aucune cause. Or, si nous recherchons les causes de la dysentérie, nous trouvons que cette affection atteint beaucoup plus souvent le sexe masculin. L'influence du sexe me paraît dès lors démontrée.

Loin de moi l'idée que ce rapport de cinq à un doive toujours exister : nos observations sont trop peu nombreuses pour oser l'affirmer; des recherches ultérieures sont nécessaires. Cependant je suis convaincu que cette forme est beaucoup plus fréquente chez l'homme que chez la femme.

Age. — *L'âge* paraît avoir peu d'influence ; c'est de 20 à 45 ans que la maladie est la plus fréquente.

L'état pléthoriques, les hémorrhoïdes, l'abus des purgatifs, la mauvaise alimentation, les écarts de régime, les fatigues, les marches forcées, les privations, le défaut d'alimentation, etc..., sont des causes indirectes de rétrécissement en favorisant la dysentérie. C'est à ce titre que nous pouvons ranger parmi les causes prédisposantes la profession militaire comme dans les observations I et II.

Parmi ces causes, la plus importante après le sexe est certainement celle qui résulte de la conformation du rectum.

Conformation du rectum. — Si nous avions à tracer l'histoire des rétrécissements du rectum en général, nous rappellerions les différentes explications émises par les auteurs, telles que celles d'Ancelin (*Histoire de la Société*

royale de médecine, p. 178), qui regardait la saillie formée
par l'angle sacro-iliaque comme favorisant la production
des rétrécissements ; celle d'Obeirn, qui faisait terminer
toutes les fibres musculaires de l'intestin au niveau de
l'angle sacro-vertébral, où elles formaient une espèce de
bourrelet dont l'hypertrophie pouvait devenir la cause
de coarctation, etc... Mais notre sujet étant limité à la
moitié inférieure du rectum, voyons s'il n'existe pas dans
cette portion quelque cause inhérente à la conformation
même de l'organe. En cela, je ne puis mieux faire que de
laisser la parole à Béguin. (*Mémoire sur les maladies graves
de l'anus et du rectum.*)

« De toutes les parties du canal alimentaire, celles qui
présentent des rétrécissements sont le siége le plus ordinaire des maladies les plus graves. Sur ces points rétrécis
on observe des vaisseaux plus nombreux... Étudiez les
observations, vous trouverez que les maladies chroniques
ont sur ces points leur siége principal et même exclusif.
La terminaison inférieure du gros intestin et l'ouverture
qui lui fait suite sont pourvues de toutes les conditions
qui doivent rendre leurs lésions à la fois très-fréquentes
et très-graves. » En voilà certes plus qu'il n'en faut pour
comprendre que le calibre le plus étroit du rectum étant
à la jonction des portions anale et sphinctérienne, c'est
à ce niveau que les rétrécissements doivent être le plus
fréquents. Quant au sphincter moyen de Nélaton, il n'est
pas constant. Nous ne nous arrêterons pas davantage aux
prétendues valvules conniventes signalées par Amussat et
Tanchou. M. Sappey ne les a jamais rencontrées.

II. — *Causes déterminantes.*

Les causes occasionnelles sont très-nombreuses et très-variées. C'est à ce point que nous pouvons dire que toutes les affections qui se développent dans les diverses tuniques du rectum ou dans son voisinage peuvent à la longue devenir la source de rétrécissements.

Après les avoir passées successivement en revue, nous chercherons à nous rendre compte des causes qui peuvent produire le rétrécissement partiel, et s'il n'existe pas une relation de cause à effet.

Compression. — La compression longtemps prolongée peut amener un rétrécissement : tel est le cas remarquable rapporté par Tulpius (*Observations médicales*, liv. III, chap. 2), où la présence de deux énormes calculs de la vessie avait amené l'inflammation des tuniques intestinales ; celui rapporté par Marquet (*Traité de l'hydropisie et de la jaunisse,* p. 160 ; 1870-71), où l'inflammation du rectum est due à la présence d'un pessaire dans le cul-de-sac postérieur du vagin.

C'est à ce titre que nous rangeons la grossesse parmi les causes déterminantes. L'observation rapportée dans la thèse de Perret en est un exemple très-remarquable.

Les chutes sur le siége (XXIXe observation de Costallat), les phlegmons de la cloison recto-vaginale, du creux ischio-rectal, peuvent être l'origine de la maladie. (Observation IIe de Perret, — XIe de Duchadoz, — XXVe de Costallat.) Dans ce cas, le processus inflammatoire n'est pas toujours le même : le plus souvent l'inflammation du rectum est amenée par la compression exercée à la périphérie ; quelquefois l'abcès vient s'ouvrir à la surface de la muqueuse rectale ; l'arrivée du pus dans le rectum devient le point de départ de l'inflammation ; ce qui nous explique comment on peut ranger la fistule parmi les causes déterminantes. Mais ces faits doivent être excessivement rares, et, en effet, il est difficile de concevoir qu'on ait pu penser que les abcès du fondement seront plutôt dirigés vers le rectum, qui est composé de plusieurs tuniques, que vers le périnée, qui offre au pus une pente déclive et dont la peau est mince et très-souple. (Gosselin.)

Rectite. — La rectite, qu'elle soit aiguë ou qu'elle se présente à l'état chronique, peut aboutir au même résultat.

L'accumulation prolongée de matières fécales, la présence de corps étrangers (fragments d'os, arêtes de poissons, fragments d'écailles d'huîtres) introduits par l'anus (lavements irritants, suppositoires) ou arrêtés dans le rectum après avoir parcouru le tube digestif, sont des causes puissantes de rétrécissements.

Il nous reste à parler des causes les plus frequentes :

La pédérastie, *la syphilis*, *la dysentérie*, sur laquelle nous nous proposons de nous arrêter un instant.

Pédérastie. — Les rétrécissements consécutifs à la pédérastie sont bien connus aujourd'hui, ainsi que le prouvent les nombreuses observations consignées dans les ouvrages que nous avons entre les mains; mais il est un point sur lequel les auteurs ne sont pas d'accord, c'est la genèse du rétrécissement. Suivant nous, le rétrécissement peut se produire de trois façons différentes : tantôt il succède à une rectite, à une inflammation simple, tantôt, et le fait n'est pas rare, il est la conséquence de la blennorrhagie ; les choses se passent alors comme pour les rétrécissements de l'urèthre. (Observations de Pinault : Dissertation sur le cancer. — Thèse de Paris, 1869) Enfin il peut être le résultat du chancre lui-même. (VII* obs. de Perret; II*ᵉ obs. de Sauri Ricardo.) Dans ce dernier cas, la lésion est-elle l'expression de la diathèse syphilitique ou le résultat de la cicatrisation du chancre? (Desprès.) Voici un fait qui semble confirmer cette dernière opinion.

Marie B..., âgée de 37 ans, ménagère, nous raconte que depuis trois ans elle éprouve de la difficulté pour aller à la garde-robe : difficulté caractérisée surtout par des coliques et des démangeaisons à l'anus ; depuis huit mois la malade a beaucoup maigri, l'appétit a beaucoup diminué, et, bien que la défécation soit toujours régulière, les matières fécales sont beaucoup moins volumineuses, aplaties, rubanées. Il y a quatre ans, elle a eu des plaques muqueuses vulvaires et buccales : alopécie, roséole papuleuse ; elle a suivi un traitement régulier pendant six semaines. A l'examen on ne trouve rien du côté de la vulve et du vagin, mais l'anus est entouré d'une couronne de condylomes, et à 2 centimètres au-dessus le doigt rencontre une bride circulaire, dure, peu épaisse, faisant corps avec la muqueuse. La malade avoue avoir eu, il y a environ cinq ans, des rapports antiphysiques, et c'est à la suite de ces manœuvres que sont survenus les accidents.

Cette observation nous semble des plus probantes. Il serait difficile en effet d'admettre que cette lésion fût le résultat de l'infection générale, puisque le début des accidents remontait à trois ans, c'est-à-dire un an après l'apparition de la syphilis secondaire.

Syphilis. — Tous les auteurs sont unanimes pour reconnaitre que la syphilis est la cause, sinon exclusive, du moins la plus puissante des rétrécissements du rectum, mais cet accord cesse d'exister quand il s'agit d'expliquer la pathogénie. Cette divergence d'opinions n'a pas disparu de nos jours ; tout récemment encore cette question a été l'objet d'une longue et intéressante discussion à la Société de chirurgie. .

Les uns avec Desault, Laugier, A. Bérard, Maslieurat, Lagémard, Vidal le regardent comme une manifestation de la diathèse syphilitique et administrent les antivénériens. Pour Cullerier, la maladie est le résultat d'une inflammation locale et non l'expression d'une infection générale. M. Gosselin, dans son Mémoire, a fortement soutenu cette dernière opinion : « Cette affection, dit-il, n'est ni l'accident primitif, ni l'accident consécutif, ce n'est autre qu'une lésion locale ou de voisinage due à une modification toute spéciale de la vitalité dans les tissus contaminés par le virus chancreux. En d'autres termes, ce sont des rétrécissements de cause vénérienne, mais non syphilitique.»Quelque temps après,M. Desprès reprenant la question chercha à démontrer que le rétrécissement est le résultat de la cicatrisation du chancre phagédénique qui se propage de l'anus au rectum.

Pour le premier, le rétrécissement provient d'une rectite par propagation. Pour le deuxième, c'est une lésion de cicatrice, mais le point de départ est le même. M. Fournier (Clinique de Lourcine, 1875, rétrécissement syphilitique du rectum) admet les rétrécissements cicatriciels qui dérivent d'ulcérations rectales, mais les regarde comme très-rares. Pour lui,le rétrécissement syphilitique dérive d'une hyperplasie interstitielle des parois rectales, sans ulcérations primitives. Si nous avions à nous prononcer, nous dirions que, dans certains cas, si les rétrécissements sont l'expression de la diathèse syphilitique. et s'amendent par les antivénériens, le plus souvent ils ne sont que le résultat d'un processus irritatif dont la cause nous échappe.

Dysentérie. — Contrairement à la marche suivie par les auteurs, nous avons rejeté avec intention à la fin la dysentérie, non pas que nous la considérions comme produisant plus souvent cette lésion que la pédérastie ou la syphilis, mais parce qu'elle nous a paru jouer un trèsgrand rôle dans la production du rétrécissement qui fait l'objet de notre travail Sur six cas, en effet, de rétrécissements partiels que nous avons pu recueillir dans le cours de deux années, quatre de nos malades ont eu la dysentérie, et cette affection nous paraît avoir joué le rôle de cause occasionnelle, comme nous le verrons bientôt.

En consultant la thèse de Perret, nous trouvons sur un relevé de 69 observations 5 qui sont dues manifestement à la dysentérie. Dans l'une, la malade avait eu un dévoiement pendant cinq mois, et c'est à la suite de ce dévoiement qu'étaient survenus les accidents. Trois ans après, elle eut un rétrécissement annulaire fibreux, situé entre 6 et 9 centimètres, qui fut traité par les cautérisations, les mèches, et guéri deux mois après. Dans la sixième, il s'agit d'nne femme de 38 ans, qui avait eu à l'âge de 17 ans une gastro-entérite ; à 31 ans, elle fut affectée d'une dysentérie suivie d'hémorrhagies intestinales abondantes, et c'est dix mois après qu'elle s'aperçut de la diminution de volume de ses excréments, qui étaient applatis, rubanés ; alors elle n'allait à la selle qu'avec difficulté et avait des coliques violentes répétées. Deux ans après, elle eut une hémorragie intestinale abondante qui dura six semaines et ne se termina qu'à l'arrivée de la malade à Paris. Enfin, six ans après son atteinte de dysentérie, elle consulta M. Robert, qui constata d'abord un rétrécissement à la hauteur de 5 centimètres 1/2 et un second à la hauteur de 10 centimètres. Il fit plusieurs cautérisations au caustique Filhos et introduisit des mèches dans le rectum. Il se disposait à pratiquer une quatrième cautérisation quand il reconnut la présence d'un troisième rétrécissement à la hauteur de 13 centimètres.

Nous trouvons une autre observation du docteur Vandommelen dans les *Annales de médecine de la Flandre orientale ;* il s'agit d'un soldat âgé de 29 ans qui fut atteint en 1849 de dysentérie à la suite de laquelle il conserva une grande difficulté d'évacuer les selles. Trois ans plus tard, il fut forcé de rentrer à l'hôpital pour des douleurs de ventre très-intenses. A 6 centimètres de l'ouverture anale, on trouva un rétrécissement qui permettait à peine l'introduction du bout du doigt.

Cette année, notre collègue Castex présenta à la Société anatomique le rectum d'une femme qui, après avoir eu le choléra et la fièvre muqueuse à deux années d'intervalle, fut prise d'une dysentérie qui dura trois mois. Deux années après, elle s'aperçut que ses matières fécales diminuaient de volume ; la défécation était difficile et douloureuse ; à l'examen, on trouva un rétrécissement au-dessus du sphincter interne (le siége n'est pas indiqué) qui mesurait 3 centimètres de hauteur.

Ces observations, intéressantes à plus d'un titre, nous montrent que ces rétrécissements consécutifs à la dysentérie sont :

1° Le résultat de la cicatrisation d'ulcérations.

2° Qu'ils peuvent être multiples sur le même sujet.

3° Qu'ils siégent toujours au-dessus de 6 centimètres de l'ouverture anale, c'est-à-dire au-dessus du sphincter.

4°Qu'ils s'accompagnent rarement de fistules (il n'en est fait mention dans aucune observation).

Les choses se sont-elles passées de la même façon chez les malades que nous avons observés? Et d'abord pour ce qui est de la nature du rétrecissement, pouvons-nous admettre qu'elle soit cicatricielle?

Chez nos malades, le rétrécissement siége toujours sur la paroi postérieure; il est représenté par une sorte de sangle élastique, quelquefois rigide, à convexité dirigée en arrière, à concavité tournée en avant; dans la dysentérie, les ulcérations occupent l'S iliaque et la partie supérieure du rectum, plus rarement la partie inférieure; aussi voyons-nous, dans les observations ci-dessus, les rétrécissements occuper la moitié supérieure du rectum à des hauteurs variables. Il faudrait donc admettre, pour expliquer la nature cicatricielle du rétrécissement que nous décrivons, que les ulcérations descendent jusqu'à la portion sphinctérienne et occupent toujours la paroi postérieure, le même siége. Et, d'ailleurs, supposons pour un instant que ce rétrécissement soit une lésion de cicatrice, comment expliquer son siége constant, sa situation déterminée sur la paroi postérieure? Comment expliquer que la muqueuse glisse facilement sur cette bride (observation II) dont elle paraît complètement indépendante? J'avoue, pour ma part, ne pas comprendre de cette façon le mécanisme de la formation de cettebride. Si nous reconnaissons avec M. Gosselin (1) que la rectite est le point de départ de tout rétrécissement, nous n'expliquerons pas davantage le siége constant et la délimitation du rétrécissement à la moitié postérieure du rectum, car il serait nécessaire que la rectite fût exactement limitée au niveau du bord supérieur du sphincter interne, ce qui n'est pas.

M. Broca (*Bulletin de la Société anatomique*, 1852) a pré-

(1) Ouvrage cité.

senté une pièce à la Société anatomique à l'aide de laquelle il tend à expliquer la formation des rétrécissements partiels.

« Sur une femme de 50 ans, l'utérus est gris, inégal, bosselé, lardacé. Probablement ce n'est pas là du cancer, mais du tissu fibreux ; il est trop tard pour le reconnaître. Quoiqu'il en soit, l'utérus a contracté en arrière des adhérences avec le rectum ; une sorte d'exsudation plastique s'est faite dans le bassin, et il existe principalement deux traînées qui embrassent le rectum en anneau et le resserrent en ce point. L'anus est perméable, mais au-dessus du sphincter on trouve un rétrécissement valvulaire très-marqué ; au-dessus existe une dilatation. Il est probable que la plupart des rétrécissements valvulaires se produisent par un mécanisme semblable ou analogue. »

Nous accorderons à M. Broca que certains rétrécissements partiels peuvent reconnaître cette origine, mais ils peuvent occuper indistinctement toutes les parois du rectum et sont consécutifs seulement à des affections développées dans les organes circonvoisins, notamment aux tumeurs de l'utérus.

Dans une clinique faite le 8 novembre 1872 à la Pitié sur les rétrécissements du rectum, M. le professeur Verneuil a admirablement décrit le mode de formation des rétrécissements partiels.

Il s'agissait d'une malade entrée dans le service, se plaignant que les gaz et les matières liquides de l'intestin, les lavements portés dans le rectum, revenaient par la vulve. Ce symptôme datait d'un mois et demi et n'avait pas de cause appréciable pour elle. En examinant le vagin, on voyait le pus sourdre de la paroi postérieure par un orifice où l'on introduisait difficilement un stylet. Il y avait donc une fistule recto-vaginale. A l'anus existaient des végétations semblables à des condylomes. Par le toucher, à l'union de l'ampoule rectale, on sentait une bride, une sorte de valvule proéminant dans la cavité rectale. Le doigt a pu constater qu'il y avait là un rétrécissement incomplet, une sorte de diaphragme occupant les deux tiers postérieurs seulement. M. Verneuil regarde ce rétrécissement comme consécutif à la contracture du sphincter; mais comment naît cette contractilité causale? Elle reconnaît le plus souvent, d'après M. Verneuil, pour cause une fissure à l'anus : « Je n'en ai pas, dit-il, la preuve directe, ne l'ayant pas vue. Elle a pu exister, puis disparaître, le sphincter continuant à se contracturer. La malade a donc eu une fissure ayant amené une contracture temporaire, puis définitive. D'ailleurs, ajoute-t-il, les rétrécissements musculaires ne peuvent siéger que là où il y a des muscles, et on comprend que les fibres supérieures d'un sphincter, en se contracturant, puissent donner naissance à ces replis. »

Les choses se passent, je crois, exactement de la même façon dans les rétrécissements partiels, consécutifs à la dysentérie. Les épreintes, le ténesme, dont sont tourmentés les malades, sont le résultat de la contracture qui, d'abord temporaire, devient permanente et donne naissance à une bride sous-muqueuse. Peut-être même les fibres musculaires subissent-elles en partie la transformation fibreuse; je n'en ai pas la preuve, n'ayant pas fait d'autopsie; mais ce que je puis affirmer, c'est que la muqueuse a conservé sa souplesse, son élasticité et sa structure normale.

Frappé de la constance du siége de ce rétrécissement, bien souvent je me suis demandé s'il n'existait pas en dehors du rectum quelque disposition originelle qui pût favoriser la formation de ce rétrécissement. Sur 9 rectums (5 hommes et 4 femmes) que nous avons disséqués dans le laboratoire de notre cher maître M. Tillaux, nous n'avons trouvé aucune particularité qui pût nous mettre sur la voie. Mais le mode de formation, si bien décrit par M. Verneuil, ne peut-il pas nous rendre compte du fait ? Dans nos considérations anatomiques, nous avons vu que la portion sphinctérienne forme une sorte de filière que le doigt franchit avec une certaine difficulté, sa limite supérieure étant marquée, en arrière surtout, par un rebord saillant formé par le bord supérieur du sphincter interne (Tillaux) qui peut atteindre à ce niveau une épaisseur de 3 à 5 centimètres (Robin et Cadiat) ; or, la contraction étant plus énergique là où existent des fibres en plus grand nombre, c'est à la partie supérieure que se forme le rétrécissement. Cette disposition se trouve du reste singulièrement favorisée par l'ampoule rectale.

b. ANATOMIE PATHOLOGIQUE.

Les altérations observées à la suite des rétrécissements du rectum, bien que diversement interprétées par les auteurs, sont bien connues aujourd'hui. Elles se trouvent consignées en grande partie dans le Mémoire de M. Gosselin, celui de M. Fournier et les Bulletins de la Société anatomique. N'ayant pas eu l'occasion d'examiner à l'autopsie un rectum présentant un rétrécissement, nous aurons peu de choses à ajouter. Nous décrirons brièvement les modifications du calibre de l'intestin et les changements survenus dans l'épaisseur des tuniques du rectum.

Le calibre de l'intestin, au-dessus du rétrécissement, se

trouve considérablement augmenté. Il se passe ici un phénomène analogue à celui que présente ceux de nos organes creux qui sont atteints de rétrécissement : l'estomac ou l'urèthre, par exemple. La dilatation peut être très-considérable. Le plus souvent bornée au côlon, elle franchit rarement la valvule iléo-cæcale pour distendre l'intestin grêle. Sur les malades que nous avons observés, la dilatation restait bornée au côlon, ainsi que nous pouvions nous en rendre compte. Cette dilatation au-dessus du point coarcté peut s'expliquer par la distension que détermine le séjour des matières fécales. Au niveau du rétrécissement, le calibre de l'intestin est toujours considérablement diminué : il admet à peine une sonde de femme ; dans le cas de Talma, il y avait oblitération complète. Chez nos malades, la coarctation n'a pas été assez prononcée pour empêcher l'introduction du doigt ; aussi pouvions-nous constater la dilatation de l'ampoule par le toucher. Ce fait peut à la rigueur expliquer comment, dans les rétrécissements partiels, la dilatation ne dépasse pas le côlon. Outre la diminution du calibre, on observe un changement dans la forme, ainsi qu'il nous a été permis de le constater par les matières qui, au lieu d'être rubanées, devenaient triangulaires (observation I). Au-dessous du rétrécissement, l'intestin peut diminuer de volume ; le plus souvent il conserve son calibre normal ; rarement, enfin, il augmente, comme dans le cas cité par Ancelin.

Les lésions diffèrent suivant la portion de l'intestin que l'on examine : ici encore, tous les auteurs ne sont pas d'accord. Les uns, avec Gross, placent les lésions dans le tissu sous-cutané ; d'autres regardent la transformation de la membrane muqueuse en tissu fibreux comme altération caractéristique, les autres tuniques restant saines.

Pour M. Broca, le rétrécissement serait formé par une tunique fibreuse surajoutée à la périphérie, les autres formant la face interne du rétrécissement. Je le répète, nous n'avons pas eu l'occasion d'examiner un rétrécissement à l'autopsie, mais l'observation nous permet de reconnaître que ces auteurs ont eu sous les yeux des rétrécissements à différents degrés de développement ou des rétrécissements différents par leur nature et leur étiologie. Que la muqueuse ait seule subi la transformation fibreuse, nous ne le contesterons pas ; mais que les altérations restent limitées soit à la tunique musculeuse, soit à la couche cellulaire sous-muqueuse, nous n'oserions l'affirmer.

Sur le pourtour de l'anus, on rencontre le plus souvent (Gosselin) des condylomes plus ou moins nombreux qui sont les vestiges de la maladie vénérienne; nous avons trouvé ces tumeurs une seule fois (obs. IV), chez un homme qui avait eu autrefois des hémorrhoïdes; aussi sommes-nous en droit de nous demander si ces tumeurs n'étaient pas le résultat de la transformation fibreuse d'anciennes hémorrhoïdes. Indépendamment de ces tumeurs, on trouve l'orifice externe des trajets fistuleux qui accompagnent toujours ce rétrécissement. Ces orifices fistuleux, le plus souvent multiples, présentent un fait digne de remarque; ils viennent s'ouvrir à une assez grande distance de l'anus. Chez deux de nos malades (obs. IV et V), après avoir décrit un trajet sous-cutané très-long et très-sinueux, il venait s'ouvrir sur la partie antéro-inférieure du scrotum. Dans l'observation V, le malade présentait une induration de la tête de l'épidydime droit, consécutive à une orchite blennorrhagique. L'inflammation avait envahi le tissu cellulaire du pourtour de l'orifice, et nous aurions pu croire tout d'abord à une épidydimite suppurée si notre attention n'eût été appelée du côté du rectum. Je reviendrai plus loin sur les fistules; mais je tiens à avertir dès à présent le lecteur que si j'insiste d'une manière toute spéciale sur ces faits, c'est que je regarde la fistule non pas comme une complication, mais comme un des symptômes de cette affection.

Au-dessous du rétrécissement, la muqueuse est rouge, boursoufflée, quelquefois mamelonnée, couverte de pus ou de mucus sanguinolent ; on y rencontre quelquefois l'orifice interne des trajets fistuleux et la cicatrice d'anciennes ulcérations.

Au-dessus, se trouve le rétrécissement siégeant, comme nous l'avons dit, à l'union de la portion sphinctérienne et ampullaire. Ce rétrécissement, en forme de croissant, a sa concavité dirigée en avant et sa convexité en arrière; il occupe en général la moitié, plus rarement les 2[3 de la muqueuse rectale ; jamais il n'est assez prononcé pour obturer complètement le calibre de l'intestin ; nous avons toujours pu introduire le doigt et examiner l'ampoule rectale. Il présente une étendue variable, de 5 millimètres à 10 ou 15 millimètres. La structure, dit M. Gosselin en parlant des rétrécissements syphilitiques, est fibreuse ; voici en quels termes il s'exprime : « Dans les trois autopsies qu'il m'a été donné de faire, j'ai eu quelque peine à déterminer si le tissu fibreux inextensible qui formait le contour de l'obstacle était cicatriciel ou s'il était formé par la muqueuse et le tissu cellulaire sous-muqueux épaissi. Je n'ai pu, il est vrai, séparer la muqueuse des couches sous-jacentes avec le scapel comme on le fait à l'état normal, mais ce n'est pas une raison pour conclure que cette membrane n'existait plus et était remplacée par une cicatrice. Il suffit, en effet, que le derme soit épaissi et que son tissu cellulaire sous-jacent soit condensé pour que la séparation des membranes soit devenue impossible. »

Nous pensons avec M. Gosselin que la structure du rétrécissement partiel est fibreuse, mais qu'il est le résultat d'une infiltration ayant pour siége soit le tissu cellulaire sous-muqueux, soit la tunique musculeuse, et voici les faits sur lesquels nous nous basons : chez nos malades nous avons constamment trouvé au niveau du rétrécissement la muqueuse lisse, sans trace de cicatrice ; chez plusieurs d'entre eux le rétrécissement n'avait contracté aucune adhérence avec la muqueuse, de façon que celle-ci glissait facilement sur cette bride fibreuse, ce qui permettait d'en mesurer la hauteur. Dans un cas (VI⁰ obs.) M. Tillaux ne crut pas devoir faire la rectotomie : après avoir chloroformé la malade, il fit la dilatation brusque à l'aide des doigts, et nous avons pu constater immédiatement la disparition de la bride ; la muqueuse avait conservé sa surface lisse et unie, sa continuité ; or il nous paraît évident que si l'infiltration eût envahi la muqueuse, nous n'aurions pu obtenir la dilatation sans déchirure de cette dernière.

Nous arrivons à la partie supérieure du rétrécissement, c'est-à-dire dans cette portion d'intestin qui se trouve dilatée : ici, c'est du côté de la muqueuse que nous allons rencontrer les altérations les plus graves.

Le plus souvent, on trouve des petites végétations (obs. IV), de petites tumeurs qui occupent de préférence la partie postérieure. Indépendamment de ces petites tumeurs, la muqueuse présente une injection très-prononcée et une érosion plus ou moins étendue. Elle est en même temps baignée par du pus ou du muco-pus, ainsi qu'on peut le constater par le toucher. M. Gosselin a en outre signalé le premier les ulcérations à bords irréguliers qui remontent plus ou moins haut et séparent les parties malades des parties saines. Il se montre disposé à regarder l'érosion qui existe au-dessus du rétrécissement comme spéciale aux rétrécissements syphilitiques. Il s'appuie sur trois autopsies et les résultats fournis par l'exploration sur le vivant, qui lui avait fait constater souvent le séjour du pus et par conséquent soupçonner une inflammation chronique au-dessus du rétrécissement. Nous ne saurions partager sa manière de voir et, bien que nous n'ayons pas d'autopsie, nous ne craignons pas d'affirmer que les choses se passent de la même façon dans le rétrécissement partiel. En effet par l'examen au spéculun ani nous avons pu voir la muqueuse injectée, érodée en certains points. Nous avons pu corroborer cet examen par le toucher qui, je le répète, a toujours pu se pratiquer dans cette forme de rétrécissement et nous avons trouvé, outre l'injection et l'érosion, la muqueuse baignée de muco-pus que les malades rendaient dans l'intervalle des débâcles.

Nous ne voulons pas critiquer le travail de l'éminent professeur de clinique chirurgicale ; nous désirons seulement attirer l'attention sur un point, c'est que M. Gosselin en parlant des rétrécissements de l'urèthre (*Clinique de l'hôpital de la Charité*, t. II, p. 172), assimile les lésions que l'on y rencontre à toutes celles des coarctations en général; voici en quels termes il s'exprime : « Ce qui vous surprend peut-être davantage, c'est cette émission d'un flocon muco-purulent au début de la miction et ce dépôt également purulent au fond du verre. Ces phénomènes sont dus à l'existence d'une inflammation suppurative en arrière du rétrécissement, inflammation analogue à celle que vous voyez survenir dans tous ceux de nos organes creux ou tubulés qui viennent à être atteints de coarctation. »

C'est à ce niveau que nous trouvons l'orifice interne des fistules très-souvent situé sur la paroi postérieure, quelquefois sur les parties latérales, rarement sur la face antérieure. Une fois seulement nous avons pu constater l'existence de l'orifice interne (obs. I), non pas à l'aide du stylet, car celui-ci introduit par un des orifices externes semblait plutôt s'éloigner du rectum et il était impossible de sentir son extrémité par le toucher. C'est en pratiquant une injection de lait par une des ouvertures, que M. Tillaux put reconnaître que cette fistule communiquait avec l'intestin. L'exploration faite avec le stylet aurait pu nous faire croire à une fistule borgne externe.

Il en a été de même dans toutes nos observations; jamais nous n'avons pu rencontrer à l'aide du stylet l'orifice interne, et quand il nous a été permis de sentir la pointe du stylet, elle était toujours séparée de la muqueuse rectale par une couche de tissus considérable. Aussi nous n'hésitons pas à reconnaître que les fistules qui accompagnent les rétrécissements partiels du rectum rentrent dans la classe des fistules si admirablement décrites par M. le Dr Pozzi, sous le nom de fistules de l'espace pelvi-rectal supérieur : « On conçoit en effet, dit-il, qu'une rectite succédant à des ulcérations, qu'une phlébite d'hémorrhoïdes internes, qu'une inflammation de la prostate et des vésicules séminales se propage au tissu cellulaire voisin et donne naissance à un abcès au-dessus du releveur de l'anus. Que se passera-t-il alors? Ordinairement une phlegmasie peu intense collecte peu à peu le pus au-dessus de l'aponévrose pelvienne. Longtemps il y reste confiné et, ne pouvant vaincre sa résistance, provoque une irritation prolongée des parties voisines. Enfin le tissu fibreux s'éraille, les fibres du releveur sont entamées, puis perforées. Le pus fuse alors le long du rectum ; il se fraye un passage jusqu'à la peau qu'il ulcère à son tour..... » Ce mécanisme exactement applicable aux fis-

tules suite de rétrécissement, nous explique la multipli-
cité des trajets et des orifices cutanés.

Avec M. Tillaux nous préférons les appeler fistules
extra-sphinctériennes, faisant comprendre en deux mots
la situation de leur trajet en dehors des sphincters et l'importance qui en découle au point de vue du traitement.
Quant à la tunique musculaire, elle est généralement hy-
pertrophiée, surtout au niveau du rétrécissement.

CHAPITRE III.

Symptômes. — Marche. — Diagnostic.

SYMPTÔMES.

La symptomatologie des rétrécissements du rectum se
trouve consignée en partie dans les ouvrages où se trouve
traitée la question, particulièrement dans le mémoire de
M. Bérard et de M. Lagémard, celui de M. Gosselin, de
M. Fournier et la thèse de M. Perret. Il y a cependant
certains caractères qui se rapportent au rétrécissement
partiel du rectum et sur lesquels nous voulons attirer
l'attention.

Nous diviserons les symptômes en locaux et généraux.

Début. — La période initiale est des plus insidieuses : à
partir du moment où le malade a eu la dysentérie, il se
trouve tourmenté par une constipation habituelle. Celle-ci
peut durer plusieurs jours, cesse le plus souvent à la
suite de lavements répétés et de purgatifs, mais reparaît
bientôt et astreint le malade à ne se presenter à la garde-
robe qu'à l'aide de lavements. Quelquefois au lieu de

Garsaux.

constipation on observe une diarrhée passagère qui cède
en général d'elle-même; aussi les malades ne pensent pas
à consulter le médecin. Indépendamment de ces symptômes ils sont tourmentés par des coliques, des borborygmes qu'ils attribuent à une indigestion. Cet état dure
un certain temps, quelquefois plusieurs années (obs. III),
mais lorsque la constipation est assez prononcée pour
gêner l'évacuation des matières fécales, les phénomènes
initiaux s'aggravent et prennent un caractère tout à fait
spécial.

Symptômes locaux. — La constipation qui, au début,
était intermittente, est devenue presque continue. Le malade reste quinze ou vingt jours, quelquefois plus, sans
selles. Tourmenté par de la cuisson, du tenesme anal, il
se présente plusieurs fois à la garde-robe, mais en vain;
c'est alors qu'il abuse des purgatifs, des lavements;
ceux-ci sont aussitôt rejetés (*caractère très-important*) et
ne font qu'irriter la muqueuse anale. Les matières fécales
accumulées au-dessus de la coarctation donnent naissance
à une tumeur dure, bosselée, peu douloureuse à la pression, appréciable par le palper dans la fosse iliaque gauche. Au bout d'un certain temps, sans qu'elle soit provo-
quée par les purgatifs, survient une diarrhée abondante,
une véritable débâcle, pour me servir de l'expression des
malades, et ces derniers se trouvent soulagés pendant plusieurs jours.

Le patient avait gardé la chambre, il retourne à ses occupations comme si tout danger avait disparu; mais
hélas! cette amélioration est de peu de durée, et à la
diarrhée succède de nouveau la constipation. Celle-ci est
de plus en plus prononcée : le ballonnement du ventre, la
tension des parois abdominales augmente, mais ces

symptômes ne sont jamais aussi prononcés que dans les rétrécissements annulaires et nous le comprenons facilement : dans le rétrécissement partiel, l'obstruction n'est jamais complète, et il arrive un moment où les diverses puissances musculaires qui concourent à l'acte de la défécation (releveur, fibres musculaires de l'intestin, diaphragme, muscles de l'abdomen) se contractent violemment et surmontent la résistance du rétrécissement. Aussi ces symptômes peuvent durer un certain temps sans occasionner de troubles digestifs graves.

La forme des matières fécales est pour ainsi dire caractéristique. Au début, les malades y prêtent peu d'attention, mais ils remarquent bientôt qu'elles diminuent d'une manière progressive ; tantôt elles ressemblent à des lombrics, tantôt elles sont aplaties et comme passées à la filière, d'autres fois ovoïdes, mais le plus souvent elles sont triangulaires. Ce dernier caractère tout à fait spécial et non encore signalé doit être attribué à la forme même du rétrécissement.

Le séjour prolongé des matières fécales au-dessus du rétrécissement provoque une irritation qui amène une sécrétion plus ou moins abondante de mucus glaireux, opaque, le plus souvent purulent, quelquefois sanguinolent. Ce mucus forme une sorte de gaîne au boudin fécal, comme le font observer les malades. Souvent à la suite des débâcles cette sécrétion est assez abondante pour déterminer des besoins, de véritables épreintes qui sont suivies, au prix des plus violents efforts, de l'expulsion de matières mucoso-purulentes et quelquefois saignantes. C'est alors que la face se congestionne, devient vultueuse ; des hémoptysies apparaissent ainsi que des tremblements nerveux, quelquefois même on observe des syncopes.

La douleur est un symptôme tardif de la maladie ; elle

ne se manifeste pas au début, mais quand le rétrécissement est bien constitué. Elle est atroce, torturante ; aussi
le malade voulant retarder le moment fatal n'ose plus
satisfaire son appétit et ne se présente à la garde-robe qu'à
la dernière extrémité. En dehors des efforts nécessités par
la défécation, la douleur est peu marquée. Tantôt les
malades la rapportent aux cuisses, à l'ombilic, aux aines,
aux régions lombaires ; elle n'a donc rien de précis quant
à son siége : chez deux de nos malades cependant, elle
partait manifestement de la région sacrée et s'irradiait
vers le pubis.

Dans l'intervalle des selles, on observe quelquefois une
incontinence des matières fécales au grand étonnement
des malades qui se croient gâteux ; mais ce symptôme n'a
rien de surprenant si l'on réfléchit que l'incontinence est
une conséquence de la rétention outrée des matières. Il y
a pour ainsi dire défécation par regorgement.

A cette période le malade éprouve de la pesauteur au
périnée sans pouvoir en préciser le siége, puis cette sensation de cuisson, qui augmente par la marche, se trans-
forme bientôt en une véritable douleur qui se localise en
un point du pourtour de l'anus. Peu après on voit survenir en ce point une induration ; la peau devient rouge,
douloureuse, s'amincit et s'ouvre spontanément pour
donner issue à un flot de pus plus ou moins abondant.
Cette ouverture fistuleuse suppure pendant quelques
jours, plusieurs mois même ; quelquefois elle se ferme en
huit jours et le malade ne pense pas à se confier au chirurgien ; trois mois après, quelquefois plus tôt, souvent plus
tard, les mêmes symptômes reparaissent, et un trajet
fistuleux s'est formé en un nouveau point du pourtour
de l'anus. Le même phénomène pourra se répéter pendant
plusieurs années et nous aurons une série de petits abcès
sur le pourtour de l'anus.

L'orifice de ces trajets fistuleux est assez éloigné de l'ouverture anale, le plus souvent situé sur les parties latérales à 3 ou 4 centimètres ; quelquefois ils décrivent un trajet sous-cutané qui atteint plusieurs centimètres de longueur et s'ouvrent en un point du scrotum. Chez la femme, l'orifice fistuleux peut avoir lieu dans le vagin ou sur la face interne des grandes lèvres. (Obs. VI.)

Le malade pense seulement à s'adresser au médecin ; il se garde bien de parler des symptômes qu'il éprouve depuis longtemps du côté du rectum ; il attire du côté de la fistule toute l'attention du médecin, et si ce dernier ne le presse de questions espérant en trouver l'origine, il incise la fistule, mais n'enraye nullement la marche de la maladie pour avoir oublié de pratiquer le toucher rectal.

Tels sont les principaux signes locaux des rétrécissements partiels du rectum. Comme on le voit, ils ne diffèrent que par certaines nuances de ceux des rétrécissements en général.

Symptômes généraux. — On comprend que cette affection ne puisse durer longtemps sans jeter un trouble profond dans tout l'organisme ; mais ces symptômes n'apparaissent que dans la dernière période, c'est-à-dire après les fistules qui contribuent puissamment à l'affaiblissement général.

Les fonctions digestives sont profondément altérées ; la langue est blanche, saburrale, la bouche amère, les digestions pénibles ; les malades sont tourmentés par des coliques, du météorisme, l'appétit est presque nul ; ajoutons à cela qu'ils se privent d'aliments afin d'éloigner le plus possible le retour des douleurs.

La plupart des malades maigrissent, deviennent pâles, anémiques, leur figure exprime la souffrance ; leur peau est sèche, terreuse, mais ne prend pas cette coloration jaune-paille, indice d'une affection organique profonde.

Ils négligent leurs occupations, gardent la chambre, sont tristes, moroses, recherchent la solitude ; un rien les préoccupe et, après qu'ils ont consulté plusieurs médecins, ils se croient atteints d'une affection incurable et veulent mettre un terme à leur souffrance en se donnant la mort.

Chez la femme, la menstruation devient très-irrégulière ; dans l'intervalle on observe de la leucorrhée, nouvelle cause d'affaiblissement.

DIAGNOSTIC.

Existe-t-il un rétrécissement ?

Quelle est la forme, le siége, la nature de ce rétrécissement?

Telles sont les deux questions que nous nous proposons de résoudre. L'ensemble des signes rationnels nous donne presque la certitude de l'existence d'un rétrécissement. Les signes sensibles nous donneront la solution de la deuxième question. Nous allons donc les examiner successivement.

I. — Signes rationnels.

Constipation. — La constipation n'a par elle-même rien de caractéristique ; elle existe, en effet, dans beaucoup d'autres affections qu'il serait trop long d'énumérer ici. Néanmoins, si nous la considérons dans sa marche, nous trouverons certaines nuances qui ne se rapportent qu'au rétrécissement.

Et en effet, au début, elle dure quelques jours, puis arrive une diarrhée qui soulage les malades ; et la constipation revient pour durer quinze jours, vingt jours et même plus

en un mot, elle est intermittente, progressivement crois-
sante, caractère essentiel du rétrécissement du rectum.

Diarrhée. — Ce que nous avons dit de la constipation
peut s'appliquer à la diarrhée. Elle tire sa valeur de son
intermittence, de son apparition spontanée et de son peu
de durée. Le malade est constipé plusieurs jours ; il prend
des lavements qui sont aussitôt rejetés ; il se présente
plusieurs fois, mais en vain, à la garde-robe et au moment
où il s'y attend le moins il est pris d'une diarrhée abondante.

Ecoulement. — L'écoulement par l'anus peut être mu-
queux, purulent ou sanguin ; il n'a, par lui-même, aucune
importance, car il peut appartenir à un cancer, des hémorrhoïdes, une ulcération, en un mot à toute inflammation dont le rectum peut être le siége ; mais il tire sa
valeur du moment même où il est le plus abondant. C'est,
en effet, après les grandes débâcles qu'il croît d'intensité ;
il coïncide avec de la cuisson et du prurit à l'anus.

Tumeur dans la fosse iliaque. — Cette tumeur, facilement
reconnue à la palpation, nous indique qu'il y a rétention
des matières fécales, et rien de plus. Néanmoins, lorsqu'après quelques purgatifs énergiques il n'y a aucune
selle, on peut penser à une coarctation.

Forme des matières. — L'ensemble des symptômes précé-
dents ne nous donne que des présomptions ; ce dernier, à
lui seul, à défaut du toucher rectal, peut donner la certitude
du rétrécissement, je dirai plus, de la forme même. Le
malade, après être resté quelques jours sans garde-robe,
tourmenté par de la cuisson et du ténesme anal, fait de

nouveaux efforts, et rend quelques matières qui sont tantôt aplaties, rubanées, comme passées à la filière, tantôt ovoïdes, quelquefois enfin *triangulaires* ; cette dernière forme est tout à fait caractéristique. Je sais bien que les auteurs attachent peu d'importance à la forme des matières ; pour leur répondre, il me suffira de dire que, chez deux de nos malades, M. Tillaux avait diagnostiqué un rétrécissement partiel, avant d'avoir pratiqué le toucher rectal, en se basant sur ce seul symptôme.

Douleurs. — Les douleurs éprouvées par les malades sont plus violentes que dans aucune affection du rectum ; nulles ou peu marquées dans l'intervalle des garde-robes, elles sont rapportées par les malades, tantôt à l'anus, à la verge, aux lombes, aux aines ; elles semblent affecter une direction déterminée de la région sacrée au pubis. Mais au moment de la défécation, la douleur est déchirante, torturante, le malade pousse des cris, pâlit ; quelquefois même il survient une syncope. A ces signes, nous pourrions ajouter les borborygmes, la rétention des gaz et l'incontinence des matières fécales ; mais ces derniers n'ont rien de spécial.

II. — *Signes sensibles.*

Les signes rationnels que nous venons d'examiner se trouvent rarement réunis avec tous leurs caractères ; aussi, pour arriver à un diagnostic certain, sommes-nous obligés de faire l'examen direct du rectum. Bien des moyens ont été employés pour cette exploration : tels sont les injections, lorsque le rétrécissement est très-élevé, l'appareil de Laugier, le spéculum et le toucher rectal. Mais le rétrécissement partiel, siégeant toujours à l'union des deux portions inférieures du rectum, est toujours accessible au toucher. Aussi nous ne parlerons que des deux derniers procédés.

Spéculum. — Le spéculum n'est pas d'une utilité incontestable, et c'est plutôt comme moyen thérapeutique qu'il est employé de nos jours dans les rétrécissements du rectum. Il permet, néanmoins, de constater certaines lésions, telles que le siége, la forme du rétrécissement, l'existence de petites tumeurs siégeant sur la muqueuse, au-dessous du rétrécissement. Son introduction est très-douloureuse et les malades se prêtent difficilement à cet examen ; aussi nous ne l'avons employé dans aucun cas.

Toucher. — « Quand vous êtes en présence de condylomes à l'anus, dit M. Gosselin, pensez à un rétrécissement du rectum. »

« De même, quand il y a une fistule, dit M. Tillaux, songez à un rétrécissement. »

Ces deux propositions sont également vraies : l'une s'applique aux rétrécissements dits syphilitiques, la seconde aux rétrécissements sous-muqueux ou partiels. L'examen de l'anus est donc de toute nécessité avant de procéder à l'exploration. Voici, à ce sujet, les préceptes donnés par M. Tillaux :

« Une heure environ avant l'examen, faire prendre un lavement, afin de débarrasser, autant que possible, l'ampoule des matières fécales qu'elle peut contenir. La position que doit avoir le malade n'est pas indifférente : on le placera transversalement sur le lit, dans le décubitus dorsal, ayant soin d'élever le siége à l'aide d'un coussin, les cuisses fortement fléchies sur le bassin, les jambes sur les cuisses et tenues très-écartées ; en un mot, donner au patient la position qu'exige l'opération de la taille. De cette manière on explore la paroi postérieure du rectum dans tous ses détails, on arrive jusque dans l'ampoule dilatée, et les rétrécissements partiels peu prononcés, qui auraient pu échapper à un examen superficiel, sont facilement reconnus. Quelquefois, surtout chez les femmes qui se prêtent difficilement à cette pratique, on fera prendre le décubitus latéral gauche, le membre correspondant étendu, le droit fléchi sur le bassin. Se plaçant alors entre les deux cuisses, où à la droite du malade, après avoir préalablement enduit son index d'un corps gras quelconque, le chirurgien l'applique le long de la rainure interfessière, le ramène doucement jusqu'à l'anus et pénètre facilement, à l'aide d'une pression modérée. De cette façon, le malade n'éprouve aucune douleur et se prête facilement à de nouvelles investigations. Il explore l'état de la muqueuse au-dessous du rétrécissement, constate les inégalités de sa surface, les ulcérations dont elle peut être le siége, et, enfonçant davantage le doigt, il arrive sur le rétrécissement. Ce dernier est toujours situé à l'union de la portion sphinctérienne et de la portion ampullaire, c'est-à-dire à 3 centimètres et demi au-dessus de l'anus. Il a la forme d'un croissant, dont la convexité répond à la paroi postérieure, et dont la concavité, plus ou moins tranchante, se trouve recouverte par la muqueuse. Le chirurgien constate en outre l'état de la paroi antérieure qui est, le plus souvent, indemne, explore la muqueuse qui est lisse, sans ulcérations, et glisse facilement sur la bride.

« Poursuivant ses investigations, il arrive au-dessus du rétrécissement. La dilatation une fois reconnue, il semble, pour ainsi dire, qu'il plonge dans une espèce d'excavation qui repose sur le sacrum. Il peut atteindre cependant la muqueuse, se rendre compte de son état sanieux, fongueux, ulcéré le plus souvent, quelquefois même limiter latéralement l'ulcération. Après ce dernier examen, le chirurgien, usant des mêmes précautions, retire le doigt, couvert de pus ou de muco-pus, strié de sang. »

Voyons maintenant, à l'aide de ces données, s'il ne nous est pas permis de diagnostiquer la véritable nature de la maladie.

Nous éliminerons de suite les hémorrhoïdes, les polypes, qu'il est toujours aisé de reconnaître par le toucher.

Nous rejetons d'emblée le cancer, même dans la forme squirrheuse.

La présence d'une tumeur dure, mamelonnée de végétations s'écrasant sous le doigt, saignant au moindre contact, l'écoulement sanieux, d'odeur tout à fait caractéristique, le développement des ganglions, l'œdème des membres inférieurs et la teinte caractéristique seraient plus que suffisants pour établir le diagnostic, si la forme seule ne nous permettait de trancher la question.

Restent donc les rétrécissements inflammatoires et les rétrécissements syphilitiques.

Tout d'abord qu'entend-on par rétrécissement inflammatoire ? M. Perret, qui a fait un excellent travail sur ce sujet, définit le rétrécissement inflammatoire : « ceux qui présentent actuellement une inflammation soit aiguë, soit chronique, ou qui se rattachent nécessairement à l'inflammation, bien que celle-ci ait entièrement disparu. » L'inmation, de quelque nature qu'elle soit, suppose nécessairement une altération profonde de la muqueuse intestinale, le développement à sa surface de végétations, de tumeurs fibro-plastiques ; finalement la transformation en tissu fibreux, c'est-à-dire en tissu de cicatrice. Or, démontrer la transformation de la muqueuse en tissu de cicatrice, c'est rejeter du même coup l'origine inflammatoire du rétrécissement.

Dans le rétrécissement inflammatoire, la forme n'est
qu'exceptionnellement valvulaire ; c'est plutôt un bourrelet
très-épais. Toutes les tuniques intestinales sont indurées ;
la muqueuse, à ce niveau, est dépolie, couverte de végétations et intimement unie aux tuniques sous-jacentes. Enfin
le siége est très-variable. Dans le rétrécissement partiel,
le siége est constant ; la muqueuse donne au doigt la sensation d'une muqueuse saine ; elle glisse facilement sur la
bride, qui est en général peu épaisse, et qui ressemble à
une ficelle tendue sous la muqueuse.

Est-il besoin d'invoquer ici tous ces caractères quand les
résultats consécutifs au traitement suffisent pour faire connaître l'origine de ce rétrécissement ; et, en effet, dans le rétrécissement inflammatoire, la muqueuse étant transformée
en tissu cicatriciel, l'intestin a perdu pour toujours son calibre normal, et a une tendance à revenir sur lui-même; aussi
la guérison n'est que momentanée, et le malade est toujours
sous le coup d'une récidive prochaine, s'il ne se soumet à
un traitement de longue durée. Dans le rétrécissement
sous-muqueux, au contraire, la muqueuse est saine, et la
bride étant incisée, les deux lèvres se cicatrisent séparément
et l'intestin reprend son calibre normal. Aussi les récidives
sont beaucoup moins à craindre. Nous avons revu deux de
nos malades depuis l'opération : les fistules sont complètement cicatrisées, et la défécation s'accomplit comme par
le passé.

Le diagnostic différentiel avec le rétrécissement syphilitique est plus difficile ; s'il nous était permis d'affirmer,
sur la foi des malades, qu'il n'y a pas de syphilis antérieure,
le problème serait résolu, mais il ne faut pas s'en laisser
imposer par leurs dénégations, car, soit par ignorance, soit

par pudeur, ils se montrent peu disposés à faire des aveux complets.

Le rétrécissement syphilitique se rapproche du rétrécissement partiel sous-muqueux par le siége et la forme, mais il en diffère par d'autres caractères que nous essaierons d'examiner soigneusement.

Antécédents. — En interrogeant les malades, on ne découvre aucun antécédent syphilitique, mais on apprend qu'ils ont eu, quelques années avant, la dysentérie. Sur six cas, nous avons rencontré quatre fois la dysentérie, une fois la diarrhée chronique. Le rétrécissement syphilitique est signalé comme beaucoup plus fréquent chez la femme que chez l'homme. Sur un relevé de dix cas, Desault rapporte neuf femmes et un homme. Dans sa statistique, sur quarante-trois cas, Bérard donne vingt-trois femmes et vingt hommes. M. Gosselin, dans son mémoire, rapporte douze observations relatives au sexe féminin.

Dans nos observations, nous avons cinq hommes et une femme, chiffre qui s'éloigne notablement des relevés ci-dessus ; le rétrécissement partiel sous-muqueux differe donc déjà du rétrécissement syphilitique, en ce qu'il est plus fréquent chez l'homme que chez la femme. Nous avons vu, au chapitre étiologie, quelle en est la cause ; nous n'y reviendrons pas.

Condylomes. — Tous les auteurs, et en particulier MM. Gosselin et Fournier, regardent les condylomes comme un signe presque pathognomonique de la lésion syphilitique. Nous les avons rencontrés une seule fois, et encore sommes-nous à nous demander si ces tumeurs ne résultent pas de la transformation fibreuse d'anciennes hémorrhoïdes. L'absence de condylomes est donc un signe de rétrécissements non syphilitiques.

Fistules. — On a signalé parmi les complications les fistules, sans en décrire la variété. Pour ma part, j'ai fait rentrer les fistules dans la symptomatologie, car elles accompagnent toujours les rétrécissements partiels sous-muqueux et en font, en quelque sorte, partie intégrale. J'ai rangé ces fistules dans la variété si bien décrite par M. Pozzi, sous le nom de fistules de l'espace pelvi-rectal supérieur et appelées, par M. Tillaux, fistules extra-sphinctériennes. Nous avons pu voir, en effet, que l'orifice externe était situé à quelques centimètres en dehors de l'anus.

La présence d'orifices fistuleux, situés à une assez grande distance de l'anus, peut donc faire penser à un rétrécissement partiel, mais c'est surtout par l'exploration du rectum que nous arriverons aux caractères différentiels de la lésion.

Forme. — Sur quarante-trois cas, Bérard en signale quatre en forme de croissant, et, en parlant des rétrécissements syphilitiques, il dit : « Il faut ranger dans la même catégorie ceux qui présentent cette même disposition valvulaire. »

M. Gosselin signale également la forme valvulaire comme fréquente, et M. Perret en rapporte plusieurs cas. Seul M. Fournier regarde cette forme comme très-rare. Quoi qu'il en soit, le toucher donne des sensations différentes : dans le rétrécissement syphilitique, outre que la bride n'est pas toujours en arrière, on sent un épaississement, une induration partielle, qui indique la transformation fibreuse de toutes les tuniques intestinales ; on a, en un mot, la sensation du tissu cicatriciel. (Nous savons, du reste, que cette forme est le plus souvent le résultat d'ulcérations rectales.) En outre, l'épaississement remonte plus ou moins haut; sa hauteur mesure de 1 à 4 ou 5 cent.

Dans le rétrécissement partiel sous-muqueux, la muqueuse est saine, lisse, polie, sans traces d'adhérences avec la bride sous-jacente, et le rétrécissement qui occupe toujours la paroi postérieure est parfaitemement limité, et mesure une hauteur de 2 à 6 ou 7 millimètres.

Siége. — Mon ami le Dr Godebert (dans son travail inaugural : Essai sur les rétrécissements syphilitiques du rectum) pose en principe qu'il n'y a pas de rétrécissement syphilitique au-dessus de huit centimètres.

Pour M. Gosselin, les rétrécissements ne sont pas à plus de cinq ou six centimètres au-dessus de l'anus. « Il y a, dit-il, à la jonction des portions sphinctérienne et ampullaire, un siége de prédilection. » D'après M. Fournier, le rétrécissement syphilitique siége toujours à la région ampullaire soit à son origine, soit à un ou deux centimètres au-dessus. Le siége n'a donc rien de précis; celui du rétrécissement partiel sous-muqueux est constant; il est toujours situé à la limite supérieure de la région sphinctérienne. Si donc nous sommes en présence d'un rétrécissement siégeant dans la région ampullaire, nous pouvons affirmer que ce rétrécissement reconnaît une tout autre origine.

Tels sont en résumé les principaux caractères différentiels.

C'est en tenant compte des antécédents de l'absence des condylomes, de la variété des fistules, du siége et de la forme, qu'on arrive à un diagnostic certain.

CHAPITRE IV

Pronostic et traitement.

La marche de la maladie est lente, chronique; les malades sont tourmentés pendant plusieurs années par des alternatives de constipation et de diarrhée, et comme à cette période la santé n'est pas encore altérée, ils ne pensent pas à recourir aux hommes de l'art. S'ils consultent le médecin, ce dernier ne voyant aucun symptôme qui lui rappelle un rétrécissement, néglige le toucher rectal, et sa thérapeutique se borne aux purgatifs et aux lavements. L'affection suit son cours; bientôt un abcès se montre au périnée et devient l'origine d'un trajet fistuleux. Ce premier trajet se ferme et le malade se croit guéri ; mais six mois, un an après, un nouvel abcès se forme et devient une source d'épuisement.

Il est rare qu'à cette époque le malade ne consulte pas le médecin ; celui-ci ignorant la véritable cause de la maladie incise la fistule et ajoute à la lésion première les graves inconvénients qui résultent de la section des sphincters.

La durée est toujours très-longue, impossible à déterminer, ce qui tient à ce que le début nous échappe. La maladie parcourt ses différentes périodes en plusieurs années, à moins qu'une maladie intercurrente ou une complication (ce qui est très-rare) n'emporte le malade.

PRONOSTIC.

Le pronostic ressort clairement de ce que nous avons dit de la nature de l'affection. Sa gravité est en raison directe des complications.

Lorsqu'il existe une vaste ulcération au-dessus du point rétréci, plusieurs trajets fistuleux, source d'une suppuration abondante, la santé s'altère rapidement, l'appétit diminue, les digestions sont pénibles, le malade s'amaigrit, s'étiole, la face présente une teinte terreuse, les douleurs augmentent et deviennent une nouvelle cause d'irritabilité nerveuse. Dans ces conditions, si le malade se trouve sous le coup de quelque prédisposition héréditaire, il succombe rapidement emporté par une maladie intercurrente, notamment par la tuberculose, qu'un traitement habilement dirigé aurait pu éviter.

Mais, dans la majorité des cas, les choses ne se passent pas ainsi, et contrairement à ce qu'on observe à la suite des rétrécissements inflammatoires et syphilitiques, la guérison radicale peut être obtenue. Le rétrécissement étant incomplet, l'obstruction intestinale et les conséquences qui en découlent ne sont pas à redouter. Une fois la section faite, comme les tuniques de l'intestin n'ont pas subi la transformation fibreuse, elles conservent leur souplesse et leur élasticité. Aussi l'intestin reprend-il son calibre normal. Quant aux fistules extra-sphinctériennes, qui, dans toute autre circonstance, pourraient faire porter un pronostic fâcheux, il faut bien se garder d'y toucher. Dès que le rétrécissement a disparu, la suppuration diminue, l'orifice se rétrécit et dans l'espace de quelques mois, voire même quinze jours, elles sont complètement cicatrisées. (L'observation Ire en est un exemple remarquable.) La cause qui les entretenait ayant disparu, elles se ferment d'elles-mêmes, sans aucune intervention chirurgicale.

On comprend dès lors la nécessité de faire au début le diagnostic de la nature de la maladie, afin de rassurer les malades qui, plongés dans un état d'anéantissement des plus profonds, pourraient s'opposer à toute intervention. Une fois l'opération terminée, la cicatrisation se fait rapidement, le malade reprend ses forces ; les fonctions digestives s'accomplissent normalement, la joie succède à la tristesse, et le malade semble revivre d'une vie nouvelle.

Ce pronostic, je le répète, est applicable à tous les rétrécissements partiels ayant la même origine. Tous nos malades ont guéri. Chez l'un d'eux, que nous avons revu ces jours derniers (l'opération date de deux ans), il n'y a plus trace de rétrécissement et il jouit d'une santé parfaite.

TRAITEMENT.

La médecine est généralement impuissante à combattre les rétrécissements du rectum. Les purgatifs et les lavements, dont font usage tous les médecins, ne font que retarder le moment de l'opération et augmenter la suppuration en irritant la muqueuse du rectum ; aussi nous conseillons la plus grande réserve à cet égard.

Notre intention n'est pas de passer en revue les diverses méthodes chirurgicales employées pour la cure radicale des rétrécissements et d'indiquer les avantages et les inconvénients qui se rattachent à chacune d'elles, notre rôle se bornerait à celui d'historien.

Je renvoie pour cela à la thèse de Puignet (Des rétrécissements du rectum, appréciation des diverses méthodes thérapeutiques), où elles sont très-bien étudiées ; je me bornerai à décrire les deux méthodes employées par M. Tillaux dans le cas de rétrécissement partiel, méthodes qui ont donné entre ses mains d'excellents résultats, je veux parler de la rectotomie interne et de la dilatation.

Rectotomie interne. — Pour pratiquer cette opération, il n'est pas nécessaire de recourir à des instruments spéciaux, tels que le coupe-bride de Desault et l'emporte-pièce de M. Richet ; un bistouri boutonné est le plus simple et le meilleur de tous les instruments.

Une heure avant l'opération, on administre un lavement afin de débarrasser l'ampoule des matières qui pourraient gêner l'opérateur. Le malade est ensuite chloroformé (ce qui n'est pas nécessaire), et placé transversalement sur le bord du lit, dans la position donnée pour l'opération de la taille. Le chirurgien introduit l'index gauche, d'après les préceptes que nous avons donnés en parlant du toucher, et conduit le bistouri à plat sur l'index qui lui sert de conducteur. Arrivé au niveau du rétrécissement, il tourne le tranchant du côté de la paroi postérieure et pratique en sciant une incision sur la ligne médiane dont la profondeur est déterminée par l'épaisseur du rétrécissement. Au moment de l'incision, le tissu crie sous le couteau et rappelle par sa dureté la consistance du tissu fibreux. Une fois l'incision faite, le chirurgien retire le bistouri et explore le rectum à l'aide de l'index gauche. Si cette incision était insuffisante, on pourrait pratiquer de petits débridements latéraux, mais en ayant soin de ne pas aller trop loin.

M. Tillaux laisse reposer le malade pendant dix-huit à vingt heures ; s'il se produit une hémorrhagie, elle a lieu à l'extérieur et on peut y remédier de suite. Il introduit ensuite des mèches de plus en plus petites jusqu'à ce que la cicatrisation soit complète. Celle-ci ne se fait pas attendre plus de quinze jours. Nous n'avons observé aucune complication. Pendant les quelques jours qui suivent l'opération, la suppuration est très-abondante et les malades effrayés croient à une complication ; mais il n'en est rien : cette suppuration accrue par le fait même de la disparition de la bride diminue bientôt.

En résumé, la rectotomie interne pratiquée par des mains habiles n'offre aucun danger ; aussi à en juger par les résultats obtenus entre les mains de M. Tillaux, je la considère comme une excellente méthode applicable aux rétrécissements partiels.

Dilatation brusque. — Pour pratiquer la dilatation brusque, on peut se servir d'instruments spéciaux ; mais comme le rétrécissement siége très-bas et est toujours accessible au toucher, la dilatation faite à l'aide des doigts ou des pouces suffit complètement.

Le malade étant dans la même position que pour la rectotomie interne et chloroformé, on introduit les index l'un après l'autre, le premier servant de conducteur au second, puis prenant un point d'appui sur les tubérosités des ischions, on les écarte brusquement : au même instant on entend un petit craquement qui indique la déchirure de la bride. Retirant alors l'index gauche, on explore la région à l'aide de l'index droit, et si la bride existait encore, on pratiquerait immédiatement la rectotomie interne.

On a reproché à cette méthode de n'être pas exempte de tout danger : ainsi on a vu survenir des phlegmons étendus du tissu cellulaire périrectal, des abcès, voire même des péritonites ; mais cette méthode avait été employée dans le cas de rétrécissement circulaire remontant très-haut et occupant toute l'épaisseur du rectum. Tous ces accidents ne sont pas à craindre lorsqu'il n'existe qu'une simple bride fibreuse, peu épaisse, qui cède à la moindre pression ; aussi la conseillons-nous dans ce cas.

CONCLUSIONS

1. — Les rétrécissement partiels du rectum, dus à la présence d'une bride sous-muqueuse, reconnaissent le plus souvent pour cause la dysentérie.

2. — Ces rétrécissements siégent à trois centimètres environ au-dessus de l'anus, c'est-à-dire à l'union des régions sphinctérienne et ampullaire et occupent toujours la paroi postérieure.

3. — Ils sont plus fréquents chez l'homme que chez la femme.

4. — Ils peuvent être accompagnés de fistules.

5. — Ces fistules sont le résultat d'abcès développés dans le creux ischio-rectal et sont le plus souvent extra-sphinctériennes.

6. — Elles peuvent disparaître spontanément par la simple incision de la bride sur la ligne médiane, ce qui constitue le meilleur traitement de l'affection.

OBSERVATIONS

Obs. I. — Rétrécissement partiel du rectum, compliqué de fistules extra-sphinctériennes. — Traitement par l'incision. — Guérison. (Observation communiquée par mon excellent maître M. le Dr Tillaux.)

M. M..., âgé de 30 ans, lieutenant de cavalerie, n'a jamais eu de maladie sérieuse, sauf une dysentérie en 1870 qui a duré un mois. Aucun antécédent syphilitique.

Le début des accidents pour lesquels il requiert notre intervention remonte au mois d'août 1875. Il survint, à cette époque, une certaine pesanteur dans la région périnéale. Peu à peu, apparut une tuméfaction de la fesse droite avec douleurs lancinantes, sensation de fourmillements dans la jambe correspondante, et au bout de huit jours un volumineux abcès était formé, faisant saillie près de la rainure interfessière. Une incision donna issue à un flot de pus et amena un soulagement immédiat.

Mais l'étroite ouverture (elle n'avait qu'un centimètre de largeur) ne se ferma pas et continua les jours suivants à donner passage à une certaine quantité de pus. En d'autres termes, cette ouverture appartenait à un trajet fistuleux qui persista longtemps sans inquiéter le malade.

Un mois après l'ouverture de ce premier abcès, il s'en forma un autre symétriquement qui fut ouvert après huit jours de durée et donna également lieu à une fistule.

On essaya d'abord, mais en vain, de les tarir en faisant des injections de toutes sortes; les fistules suppuraient toujours très-peu abondamment il est vrai; leur ouverture était très-étroite, elle ne laissait passer ni pus ni matière fécale.

L'examen ne donnait pas plus de renseignements : en effet, ces trajets fistuleux étaient sans doute sinueux et un stylet introduit par l'orifice externe était arrêté après un parcours de 5 à 6 centimètres, si bien qu'on aurait pu croire que ces fistules étaient borgnes externes et n'avaient pas de communication avec le rectum. Le trajet du stylet paraissait aussi s'éloigner de la direction du rectum, de telle sorte que le diagnostic était tout à fait dévoyé.

Aussi, en décembre 1875, crut-on devoir tout d'abord élargir simplement les ouvertures pour obtenir la cicatrisation, en commençant par le fond de ces prétendues fistules borgnes. Après un mois, l'état était le même ; aucune cicatrisation n'était obtenue.

M. le docteur F... fit alors à la fesse droite une contre-ouverture par laquelle il fit entrer un drain qui passait également par l'ouverture de la fistule, dans l'espoir que le clapier qui existait à ce niveau pourrait être modifié par de injections ; il n'en fut rien : le clapier persistait toujours.

M. M... s'aperçut alors que quand il appuyait sur la fesse gauche, le pus sortait par l'ouverture de la fistule du côté droit ; cette expérience plusieurs fois répétée donnait à penser que les deux fistules avaient un foyer commun.

Or, quelle était la situation de ce foyer ? Le pus venait-il du sacrum ? — C'était peu probable. — Venait-il du rectum ? — Ce fut l'idée qui vint naturellement à l'esprit, mais les trajets fistuleux ne paraissaient pas se diriger du côté du rectum ; au contraire, les stylets introduits dans les fistules paraissaient diverger, et par le toucher rectal on ne rencontrait pas ces stylets, si loin qu'on pût pénétrer.

En outre, une injection faite par le rectum ne ressortait pas par les fistules. Enfin, les matières fécales ne contenaient pas de pus. Donc, tout en admettant que les fistules devaient être complètes et avoir pour point d'origine le rectum, nous n'étions pas en mesure de le prouver. C'est alors que nous adressâmes le malade à M. le docteur Tillaux, qui procéda à un examen plus minutieux et qui parvint à faire ressortir par le rectum du lait introduit par une des fistules. Avec une sonde en gomme, M. Tillaux pénétra aussi avant qu'il put le faire dans la fistule de gauche, puis il poussa avec une certaine force une seringue de lait, et le malade sentit immédiatement que ce lait pénétrait dans le rectum ; il le rendit ensuite comme il aurait fait d'un lavement.

La démonstration était donc absolue.

La fistule de gauche communiquait avec le rectum ; or, comme la fistule de droite communiquait avec celle de gauche, puisque en pressant sur la fesse droite on faisait sortir du pus à gauche, il est évident que les deux fistules avaient pour foyer commun le rectum.

L'exploration, par la fistule de droite, n'était pas utile pour corroborer cette notion : elle eût, en outre, été impossible à cause de la présence du drain, car le liquide introduit par la fistule aurait tout d'abord reflué par le drain. C'était là une première donnée importante : les fistules étaient complètes et avaient un foyer d'origine commun.

A quelle hauteur dans l'intestin était situé ce foyer d'origine ?

Un gros stylet d'argent put pénétrer par la fistule gauche à plus de 12 centimètres, dans une direction parallèle à celle du rectum, et le doigt introduit ne permettait pas plus que dans les explorations antérieures de sentir le stylet. Il était donc impossible de préciser le siége de l'orifice interne.

Il restait à chercher la cause de ces fistules. M. Tillaux se demanda tout d'abord s'il n'y avait pas un rétrécissement du rectum.

L'examen des selles pouvait fournir quelques renseignements précieux : elles étaient, en effet, légèrement aplaties et triangulaires. Par le toucher, M. Tillaux constata qu'à la partie postérieure du rectum, à 3 centimètres au-dessus de l'anus, il existait une bride sous-muqueuse, ayant la consistance du tissu fibreux et présentant 1 centimètre de haut sur 2 de large. Cette bride faisait sangle et au-dessus d'elle le doigt plongeait dans l'ampoule rectale dilatée.

Pour trouver cette bride, il fallait que le malade fût couché sur le dos et les jambes relevées comme pour l'opération de la taille ; alors la pulpe du doigt explorateur tombait directement sur elle. Dans la position ordinaire, cette bride pouvait échapper à l'attention du médecin.

Quant à l'ampoule, elle était probablement le siége d'ulcérations qui avaient servi de point de départ à des abcès, lesquels avaient abouti aux fistules.

Il restait, pour éclairer tout à fait le diagnostic, à se demander quelle était la cause de cette bride qui rétrécissait le rectum. M. M... n'avait jamais eu la syphilis ; le cancer n'était pas en cause. C'était sans doute la dysentérie que le malade avait eue en 1870 qui avait été le point de départ de cette bride fibreuse. Quoi qu'il en soit, ce qui était indiqué pour guérir M. M..., c'était :

1° De supprimer la cause de ces fistules ;

2° De les opérer, si après la disparition de la cause elles ne disparaissaient pas elles-mêmes.

Pour supprimer la cause, il fallait guérir les ulcérations qui étaient le point de départ des abcès.

Pour guérir les ulcérations, il fallait empêcher les matières fécales de séjourner dans l'ampoule rectale dilatée. Pour cela, il fallait leur donner un libre cours, c'est-à-dire sectionner le rétrécissement. C'est ce qui fut fait.

Le lundi 3 janvier 1876, le malade étant préparé par une purgation, des lavements et un bain, M. Tillaux coupa cette bride avec un bistouri boutonné qu'il fit glisser sur son index gauche introduit dans le rectum. La section fut douloureuse et difficile à cause de la résistance extrême de la bride. Il se produisit une sorte de craquement perceptible à distance. La section porta sur une épaisseur de 1 centimètre ; elle ne fut pas suivie d'hémorrhagie.

Une mèche fut introduite dans le rectum et le malade garda le repos et la diète. Il souffrit beaucoup le premier jour et la première nuit, mais le lendemain il allait mieux. La première mèche fut remplacée par une autre plus petite ; le surlendemain le malade alla à la garde-robe sans grandes douleurs ; et au bout de quelques jours on pensa que la petite plaie était cicatrisée ; on prescrivit cependant des lavements à prendre tous les jours avant et après les selles.

Huit jours après l'opération, M. M... fut inquiété par l'état de ses fistules : celle de droite n'allait pas mal, bien que, quinze jours avant, le drain qui la traversait eût été enlevé ; de ce côté il n'y avait pas d'inquiétude à avoir : le clapier que traversait le drain était très-réduit et le décollement de la peau à ce niveau diminuait tous les jours ; mais la fistule de gauche suppurait beaucoup, donnait passage à des gaz, des liquides stercoraux, à l'eau des lavements, ce qui n'avait jamais eu lieu.

Heureusement, cela ne dura pas : au bout de cinq jours, il ne sortit plus

par cette fistule que quelques gouttes de sérosité puis il ne sortit plus rien
du tout, et 15 jours après l'opération le malade était complètement guéri.

Le 18 janvier, M. M... pouvait donc reprendre ses occupations. Le toucher
rectal pratiqué une dernière fois permit de constater que les deux lèvres de
l'incision étaient cicatrisées isolément; entre elles existait un espace trian-
gulaire.

Les matières sortent de l'intestin presque régulièrement cylindriques, et le
malade n'a plus le moindre accident.

Obs. II. — Rétrécissement partiel du rectum compliqué de fistules nombreuses, traité par l'incision. — Guérison. (Observation communiquée par
M. le Dr Tillaux.)

M. G..., comptable, âgé de 42 ans, a eu une blennorrhagie à l'âge de
20 ans. Pas d'antécédent syphilitique. En 1862, alors qu'il exerçait la profession de militaire, il eut une dysentérie qui dura plusieurs mois. Six mois
après, en allant à la selle, il ressentit une douleur tellement vive qu'il eut
une syncope et on fut obligé de le ramener à la caserne.

Le lendemain il alla à la consultation, et le médecin du régiment le traita
pendant plusieurs jours pour des hémorrhoïdes. Mais la douleur devenait de
plus en plus violente au moment des selles et le malade, ne pouvant continuer
son service, fut envoyé à l'hôpital de Vincennes comme atteint d'hémorrhoïdes et de bronchite.

Le lendemain, à la visite du matin, le médecin-major découvrit un abcès à
3 centimètres de l'ouverture anale et fit une légère incision qui donna écoulement à une quantité considérable de pus crémeux. Cette incision amena un
soulagement notable et, 25 jours après son entrée, l'abcès étant presque complètement fermé, le malade demanda à sortir. Ce n'est qu'au bout de 3 mois
que la plaie fut complètement cicatrisée. Jusqu'alors le malade n'avait remar-
qué aucun changement dans la forme et le volume des matières fécales,
mais il était habituellement constipé.

De 1863 à 1867, il lui venait tous les 2 ou 3 mois un petit abcès à la marge
de l'anus : cet abcès s'ouvrait spontanément au bout de quelques jours, suppurait pendant trois semaines environ et se cicatrisait. La première fois, il
entra à l'infirmerie ; mais se voyant obligé d'y rentrer trop souvent il se soi-
gnait à l'aide de cataplasmes et continuait son service.

En 1867, il fut libéré du service militaire et prit l'emploi de comptable
qui l'obligeait à rester constamment assis. Il eut deux abcès à droite de l'anus
et la fistule de gauche se mit à suppurer de nouveau. Il alla alors consulter
M. le docteur Fano, qui explora les différents trajets fistuleux et lui proposa
l'opération. Mais le malade qui ne pouvait négliger ses occupations s'y
refusa.

En 1869, nouvel abcès qui après avoir décrit un trajet sous-cutané de plusieurs centimètres vint s'ouvrir sur le scrotum au niveau de la tête de l'épididyme droit. Le trajet fistuleux fut incisé jusqu'au niveau de l'anus et le malade garda le lit pendant un mois.

En 1871, 1872 et 1873, nouvelle série d'abcès qui furent incisés. Jusqu'en 1876, le malade se porta assez bien : il n'eut pas d'abcès, mais il souffrait beaucoup au moment des garde-robes et avait des alternatives de constipation et de diarrhée ; il remarqua aussi que ses matières étaient devenues plus molles, plus minces, sans prendre cependant aucune forme spéciale.

Cette amélioration ne fut que passagère. En 1876, au mois de février, il eut deux abcès sur la fesse gauche qui s'ouvrirent spontanément : c'est alors qu'il vint consulter M. Tillaux, qui constata un rétrécissement partiel sous-muqueux, assez résistant, à 3 centimètres environ au-dessus de l'anus.

Voulant se rendre compte des trajets fistuleux, il introduisit un stylet par différents orifices, mais l'extrémité du stylet s'éloignait du rectum et en restait séparée par une épaisseur de tissus assez considérable. Il était donc impossible de se rendre compte par cet examen de la nature et du siége de l'orifice interne. Néanmoins, la marche de ces fistules indiquait suffisamment qu'elles reconnaissaient pour cause le rétrécissement du rectum; aussi M. Tillaux proposa-t-il l'opération.

Le 4 avril 1876, le malade étant préparé par un purgatif et des lavements, M. Tillaux pratiqua à l'aide d'un bistouri boutonné conduit sur son index gauche une incision linéaire en arrière et sur la ligne médiane. Cette première incision étant incomplète, il introduisit de nouveau le bistouri et l'agrandit de 2 millimètres environ; explorant ensuite l'ampoule rectale, il sentit les irrégularités de la muqueuse et retira l'index couvert de sang mélangé de pus. Cette exploration fut plus douloureuse que l'opération elle-même ; une légère hémorrhagie s'en suivit, ce qui retarda l'introduction de la mèche jusqu'au lendemain.

5 avril. Le malade a souffert toute la nuit : l'hémorrhagie ne s'est pas renouvelée. Introduction d'une mèche assez considérable.

6 avril. Le malade n'a pu supporter la mèche que quelques heures. Douleurs moins violentes. Introduction d'une mèche plus petite.

8 avril. Le malade a été à la garde-robe ; les matières sont encore molles, mais les douleurs atroces qui accompagnaient chaque selle avant l'opération ont complètement disparu.

17 avril. L'intestin a repris son calibre normal, les deux lèvres de l'incision sont cicatrisées séparément. Les matières redeviennent plus dures et sont rejetées sans douleur ; quant aux fistules, elles ne sont pas complètement cicatrisées, mais la suppuration a beaucoup diminué.

Obs. III. — Rétrécissement partiel du rectum consécutif à la dysentérie. — Traitement par l'incision. — Guérison. (Observation communiquée par M. Tillaux et recueillie dans son service.)

M. P..., Gustave, aubergiste, âgé de 46 ans, entre le 7 février 1874 à l'hôpital Lariboisière, salle Saint-Louis, n° 20.

Le malade nous raconte qu'il a toujours été difficilement à la selle depuis l'âge de 20 ans; aussi fit-il un usage immodéré des purgatifs et des lavements. Au commencement de l'année 1873, il ressentit de violentes douleurs en allant à la selle, et ne sachant à quoi les rattacher il alla consulter un médecin à Louvain qui, vu l'état de constipation habituelle du malade, lui fit prendre un purgatif; le malade eut quatre selles, et deux jours après il fut pris d'une diarrhée abondante (selles sanguinolentes). Pendant quinze jours il ne ressentit plus rien; mais au bout de ce temps, les douleurs reparurent au moment des garde-robes. Il se rendit alors à Bruxelles chez un médecin qui le traita pour des hémorrhoïdes; au bout de quinze jours de traitement, il eut un petit abcès à la marge de l'anus qui s'ouvrit spontanément; en même temps, il remarqua un écoulement de sang et de pus par l'anus. Son état s'aggravant toujours, le malade alla consulter un autre médecin qui attribua tous les accidents qu'il éprouvait à une fistule dont il ignorait la cause et lui fit pendant quinze jours des cautérisations au nitrate d'argent. Les douleurs occasionnées par la cautérisation lui firent consulter un troisième médecin qui, *sans pratiquer le toucher rectal*, lui fit des cautérisations au nitrate d'argent sur le pourtour et dans l'intérieur de l'anus. Les douleurs résultant de ces cautérisations étaient insupportables, la fistule suppurait toujours; le malade revint à Louvain consulter de nouveau son premier médecin. Celui-ci lui fit prendre des lavements dont le malade ignore la nature; ces lavements, qu'il continua pendant un mois, lui occasionnèrent des douleurs atroces qui s'irradiaient jusque vers l'épigastre; ils étaient suivis d'un écoulement par l'anus de muco-pus verdâtre.

Le malade, loin de trouver une amélioration, sentait son état général s'aggraver de plus en plus; le médecin lui proposait de nouvelles cautérisations, mais connaissant le résultat des cautérisations antérieures, il préféra rentrer à l'hôpital de Liége. Le médecin le dit atteint d'une maladie du rectum. Il lui fit prendre des lavements laudanisés et des injections au nitrate d'argent. Au bout de trois semaines, l'écoulement du pus avait diminué, mais il existait une petite fistule, borgne, interne, située à un cent. et demi au-dessus de l'anus qui fut traitée par les injections d'acide nitrique. Au bout de deux mois et demi de traitement, le malade sortit de l'hôpital. La fistule était fermée, l'écoulement de pus diminuait, mais il existait toujours une certaine difficulté pour aller à la selle, difficulté accompagnée de tiraillements au niveau de la région lombaire. Les matières étaient molles, mélangées de pus et avaient diminué considérablement de volume.

Quinze jours après sa sortie de l'hôpital de Liége, l'écoulement du pus était plus fort que jamais ; les douleurs au moment des garde-robes, étaient devenues intolérables. Le malade dépérissait tous les jours.

Espérant tomber entre des mains plus habiles, le malade vint à Paris et entra à l'hôpital Lariboisière dans le service de M. Tillaux.

Il a toujours été bien portant dans sa jeunesse, a eu la dysentérie en 1872 pas de syphilis.

Etat actuel. — Le malade a beaucoup maigri depuis deux ans ; la figure exprime la souffrance ; les traits sont tirés, les muqueuses décolorées. L'appétit est presque nul, les digestions pénibles.

Le malade a de vives douleurs dans la région sacrée, du ténesme. Il s'écoule constamment par l'anus un liquide purulent, filant, chargé de l'odeur des excréments. Il existe au pourtour de l'anus de petites tumeurs condylomateuses, mais le malade nous apprend qu'il a eu des hémorrhoïdes. A gauche et à 2 cent. environ de l'ouverture anale, nous trouvons la cicatrice d'une fistule qui est fermée, dit le malade, depuis cinq jours. Le toucher rectal est très-douloureux ; on trouve le rectum dévié de sa position normale ; son axe suffisamment prolongé viendrait passer au niveau de la paroi abdominale antérieure, à l'union de son 1/3 inférieur avec ses 2/3 supérieurs. A 3 cent. au-dessus de l'anus, le doigt rencontre en arrière une bride épaisse, assez résistante, tendue d'une paroi latérale è l'autre ; cette bride se déplace dans le sens antéro-postérieur et donne la sensation d'une corde tendue sous la muqueuse ; cette dernière ne glisse pas sur elle, mais elle a conservé son poli et ses sensations normales.

Au-dessus de cette bride, le doigt se dévie de sa position primitive pour tomber perpendiculairement dans une excavation formée par la 1/2 postérieure de l'ampoule rectale. La pression à ce niveau est tellement douloureuse qu'elle arrache des cris au malade.

18 février. Le malade prend un grand bain et un purgatif.

Le 19. Après avoir pris un lavement, le malade est chloroformé. M. Tillaux, à l'aide d'un bistouri boutonné, pratique une incision linéaire en arrière et sur la ligne médiane. Au même instant, il se produit un craquement entendu à une certaine distance. Aussitôt après l'opération, avant que le malade ne soit réveillé, M. Tillaux introduit une grosse mèche enduite de cérat.

Le 20. Le malade a eu un léger accès de fièvre le soir ; bonne nuit ; introduction d'une mèche plus petite.

Le 21. Le malade ne souffre pas, n'a pas été à la selle depuis l'opération.

Le 24. Il prend un lavement, selle assez abondante.

7 mars. Le malade ne souffre plus, il va à la garde-robe comme aupara-

vant, les matières fécales sont moulées et de volume moyen; il éprouve encore
un peu de cuisson au moment de la défécation.

Le 11. M. Tillaux pratique le toucher rectal. L'intestin a repris son calibre normal; l'écoulement du pus a complètement disparu.

L'appétit revient, les digestions sont faciles; le malade sort de l'hôpital.

Nota. M. Tillaux a revu le malade en 1875 ; il n'a éprouvé aucun trouble
de la défécation depuis sa sortie, il n'a plus ces alternations de constipation et
de diarrhés dont il se plaignait. La santé générale est excellente, la face est
colorée, l'appétit est bon, le malade a repris son embonpoint et il peut désor-
mais vaquer à ses occupations comme par le passé.

Obs. IV. — Rétrécissement partiel du rectum compliqué de fistule à l'anus
consécutif à la dysentérie. — Traitement par l'incision. — Guérison. (Observation personnelle.)

M. D..., sculpteur, âgé de 44 ans, a habité Bruxelles jusqu'à l'âge de 23
ans. A l'âge de 18 ans, il reçut un coup de pied au niveau de la région anale;
à 21 ans, il eut la dysentérie qui dura un mois environ, pour laquelle il fut
traité dans un hôpital de Bruxelles.

En 1872, sans causes connues, ce malade sentit une induration à 4 centim.
en dehors et à gauche de l'anus, il souffrit pendant huit jours et fut obligé de
garder le lit; le médecin qu'il fit appeler lui fit prendre des bains et appliquer
des sangsues sur la région malade. Huit jours après, l'abcès s'ouvrit spontanément et le malade se sentit considérablement soulagé. Quinze jours après
l'ouverture de cet abcès, le malade put reprendre ses occupations; il ressentait
toujours une certaine cuisson en allant à la garde-robe, une gêne et une
difficulté dans la marche, la fistule suppurait toujours et la santé du malade
s'altérait; il resta six mois environ dans cet état; à ce moment la suppuration
fut un peu moins abondante, mais les douleurs augmentaient au moment de
la défécation et étaient tellement vives que le malade ne se présentait à la
garde-robe que tous les huit jours.

Il s'aperçut alors de l'existence d'un nouvel abcès sur le scrotum, accom-
pagné d'une induration avec rougeur qui s'étendait jusqu'à l'ouverture du
premier abcès.

En octobre 1873, cet abcès s'ouvrit spontanément et le malade qui ne pouvait plus marcher entra à l'hôpital des Cliniques.

Le 9 octobre 1873, M. Polaillon, remplaçant M. Broca, lui fit une incision d'une fistule à l'autre sans pratiquer le toucher rectal.

Le 30 octobre le malade put sortir de l'hôpital, mais les orifices fistuleux
suppuraient toujours et le malade resta dans cet état jusqu'en mai 1875. A cette
époque, survint un nouvel abcès sur l'ancien trajet fistuleux ; cet abcès pré-

sentait une induration qui semblait se continuer avec la tête de l'épidydime du côté gauche; c'est à ce point que nous avons pensé un instant à un abcès de cet organe, malgré l'embonpoint et l'état de vigueur du malade.

En février 1875, le malade vint consulter M. Tillaux qui, en présence de ces abcès à répétition, porta son attention du côté de l'intestin et pratiqua le toucher rectal,

Il trouva à 3 cent. 1|2 au-dessus de l'anus une légère bride fibreuse la concavité tournée en avant, bride peu épaisse, assez saillante pour rétrécir le calibre de l'intestin et augmenter la capacité de l'ampoule rectale.

Interrogé sur ses antécédents, le malade nous apprend qu'il n'a jamais eu la syphilis et qu'il n'y a aucun antécédent scrofuleux ni tuberculeux dans sa famille.

Il nous apprend aussi que depuis plusieurs années il est constamment constipé, que ses matières ont diminué de volume et sont couvertes de muco-pus et pour ainsi dire passées à la filière.

Le 2 mai 1876, guidé par les savantes leçons de mon maître, M. Tillaux, je pratiquai à l'aide d'un bistouri boutonné une incision sur la ligne médiane et j'introduisis une mèche enduite d'onguent belladoné. Quinze jours après cette opération, je pratiquai de nouveau le toucher rectal, il existait encore une petite saillie au niveau du rétrécissement, mais le toucher n'était plus douloureureux, le malade allait à la selle régulièrement sans grandes dont leurs et les fistules étaient en voie de cicatrisation.

Nota. — J'ai revu le malade il y a quelques jours ; il est en bonne santé, l'appétit est bon, les fonctions digestives s'exécutent bien, le malade est tourmenté quelquefois par de la constipation, mais il n y a pas eu de nouvel abcès.

Obs. V. — Rétrécissement partiel du rectum consécutif à une diarrhée chronique compliqué de fistule. — Traitement par l'incision. (Observation recueillie dans le service de M. Tillaux.)

Au mois de janvier 1874, ce malade éprouva tout à coup, sans causes connues, de la douleur à la région anale et de la difficulté pour aller à la selle; il souffrait beaucoup en marchant. Quelques jours après, il s'aperçut de la présence d'une petite tumeur dure, rouge, douloureuse au niveau de la marge de l'anus qui bientôt devint fluctuante, s'ouvrit spontanément et lui procura du soulagement.

Trois mois après, la fistule suppurait toujours et il s'aperçut en allant à la garde-robe que ses matières avaient beaucoup diminué de volume, qu'elles étaient aplaties et rubanées. Un nouvel abcès se forma à la partie inférieure du scrotum : le médecin qu'il fit appeler lui incisa cet abcès et lui fit plusieurs cautérisations au nitrate d'argent, mais comme la suppuration ne diminuait pas et qu'il lui était impossible de continuer son travail, il entra à l'hôpital Lariboisière, dans le service de M. Tillaux, salle Saint-Louis, n° 27 bis.

Ce malade a eu, en 1872, une diarrhée pendant cinq mois et il se rappelle que quelque temps auparavant il avait fait une chute sur le périnée; il est d'une bonne santé habituelle et nie tout antécédent syplilitique.

Etat actuel. — Le malade est grand, fort, la face est colorée, a fait un peu d'excès alcooliques, il se plaint de souffrir en allant à la garde-robe et de rendre du pus dans l'intervalle. Nous trouvons à l'anus et sur le scrotum deux ouvertures fistuleuses, mais l'examen avec le stylet ne nous permet pas de remonter jusque dans le rectum; le toucher rectal est très-douloureux. A quelques centimètres au-dessus de l'anus on trouve une bride très-résistante qui occupe les deux tiers environ de la circonférence intestinale; au-dessus de cette bride, le doigt plonge dans une excavation remplie de matière dé-layée.

7 avril 1874. M. Tillaux pratique l'incision de cette bride et essaie d'intro-duire une mèche, mais le malade ne peut la supporter.

Le 8. Le malade a souffert beaucoup la nuit. Lavement laudanisé.

Le 10. M. Tillaux introduit une petite mèche que le malade garde pendant trois heures.

Le 20. Le malade va à la garde-robe sans douleurs, mais les trajets fistu-leux suppurent toujours.

Le 21. Le malade sort de l'hôpital sur sa demande.

Obs. VI. — Rétrécissement partiel du rectum compliqué de fistule recto-vulvaire. — Traitement par la dilatation. (Observation communiquée par M. Tillaux.)

Le 7 octobre 1876, M_me X..., âgée de 42 ans, demeurant à Paris, vient consulter M. Tillaux.

Cette dame se plaint depuis quelques années de gêne en allant à la garde-robe. Elle n'a jamais eu de diarrhée, ni de dysentérie ; on ne trouve chez elle aucun antécédent syphilitique. Il y a six mois, elle sentit une petite tumeur sur la face interne de la grande lèvre gauche. Cette tumeur qui, au début, était dure, devint peu à peu fluctuante, douloureuse et s'ouvrit spontanément. Il en résulta un trajet fistuleux qui suppura pendant longtemps. La difficulté pour aller à la garde-robe augmentait toujours ; elle était accompagnée de douleurs vives qui duraient encore une heure après la selle. En même temps, madame X..., remarqua que ses matières diminuaient considérablement de volume, étaient aplaties et triangulaires. Elle fit appeler successivement deux de nos médecins les plus distingués qui, après avoir examiné la fistule, négligèrent l'exploration du rectum et attribuèrent les accidents qu'elle éprouvait à du catarrhe utérin.

Ils lui firent des cautérisations à l'acide nitrique, lui ordonnèrent des grands bains, des injections émollientes, un régime tonique. Au bout de quelques mois de traitement, ne ressentant aucune amélioration, elle vint s'adresser à M. Tillaux.

7 octobre 1876. M. Tillaux pratique le toucher rectal et trouve sur la paroi postérieure une bride très-mince, peu saillante, se déprimant sous le doigt, située à 3 centimètres environ au-dessus de l'anus. Examinant ensuite la région vulvaire, il trouve sur la face interne de la grande lèvre gauche un trajet fistuleux par lequel il introduit un stylet. Mais ce stylet ne pénètre qu'à 2 cent. 1/2 environ ; il est donc impossible de savoir, par cet examen, si ce trajet fistuleux communique avec le rectum. Les injections de lait restent également sans résultats. Néanmoins, M. Tillaux pense à rattacher cette fistule au rétrécissement et conseille l'opération.

19 novembre. Après avoir chloroformé la malade, il pratique la dilatation brusque à l'aide des doigts et introduit immédiatement une mèche assez volumineuse.

6 décembre. Nous avons revu la malade ; la fistule existe toujours et la suppuration diminue ; la défécation s'accomplit régulièrement, les matières ont repris leur forme, et la malade se trouve considérablement soulagée.

Paris. A. PARENT, imprimeur de la Faculté de Médecine, rue M-le-Prince, 31.

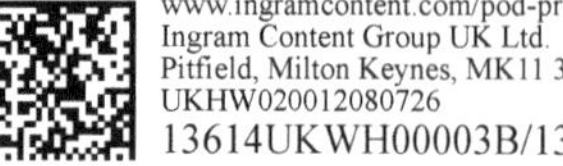